Q&A 皮膚科診療ケースファイル

DERMATOLOGY PRACTICE

見逃しやすい症例 51

川田 暁 編著
近畿大学医学部教授

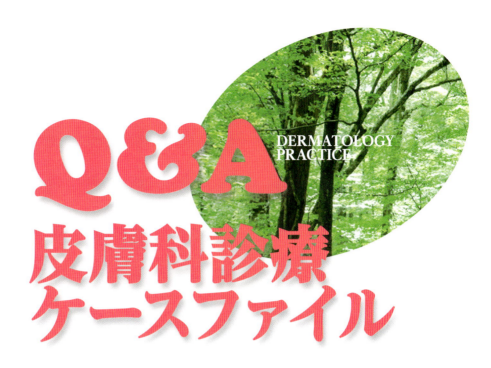

金芳堂

■執筆者一覧（五十音順）

五十嵐敦之	NTT東日本関東病院皮膚科　部長
池田　浩之	池田皮膚科クリニック　副院長
石井　則久	国立感染症研究所ハンセン病研究センター　センター長
石河　　晃	東邦大学医学部皮膚科学講座　教授
伊藤　寿啓	東京慈恵会医科大学附属第三病院皮膚科　部長
江川　清文	北里大学　客員教授
大磯　直毅	近畿大学医学部皮膚科学教室　准教授
大原　國章	虎の門病院皮膚科
岡本　祐之	関西医科大学皮膚科　教授
川田　　暁	近畿大学医学部皮膚科学教室　教授
川原　　繁	金沢赤十字病院皮膚科　部長
古賀　文二	福岡大学医学部皮膚科　講師
志賀久里子	近畿大学医学部皮膚科学教室　助教
須賀　　康	順天堂大学浦安病院皮膚科学教室　教授
竹之下秀雄	白河厚生総合病院皮膚科　部長
多島　新吾	並木医院皮膚科
立林めぐ美	近畿大学医学部皮膚科学教室　助教
田中　　了	川崎医科大学皮膚科学　講師
常深祐一郎	東京女子医科大学皮膚科　准教授
林　　宏明	川崎医科大学皮膚科学　講師
秀　　道広	広島大学大学院医歯薬保健学研究院皮膚科学　教授
比留間政太郎	お茶の水真菌アレルギー研究所　所長
藤田　美幸	近畿大学医学部皮膚科学教室　助教
藤本　　亘	川崎医科大学皮膚科学　教授
三宅　早苗	近畿大学医学部皮膚科学教室　助教
山内　康平	近畿大学医学部皮膚科学教室
山本　剛伸	川崎医科大学皮膚科学　講師
山本　俊幸	福島県立医科大学皮膚科　教授
和田　康夫	赤穂市民病院皮膚科　部長

序

　今回「Q&A 皮膚科診療ケースファイル—見逃しやすい症例51」を企画・編集する機会を得ることができ，とても光栄に思います．

　皮膚科では臨床症状を入念に診察し，鑑別診断を考え，必要な検査を十分して，診断を確定した上で，治療方針を決定することが，診療の基本と考えます．しかし，日常診療においては，皮膚症状の部位や性状を診察して短い時間で診断する（blink diagnosis）ことが多いと思います．そのような時に陥りやすい落とし穴にはまり，誤診してしまうことがあります．本書はそのようなケースファイルを紹介し，その対処法をわかりやすく解説することを目的としました．皮膚症状のどの部分に注目したら良いのか，どのような鑑別疾患を考えたら良いのか，どのような検査方法を選択したら良いのか，を丁寧に解説しています．

　本書は皮膚科を専門にしている若手医師とベテランの医師はもちろん，内科や外科が専門でかつ皮膚科疾患も診療している先生方にも読んでいただきたいと思います．

　本書では，誤診しやすい症例でかつ典型的な51症例をセレクトしました．皮膚症状の特徴から，「結節」，「丘疹」，「紅斑」，「紅斑以外の色素斑」，「水疱」，「膿疱」，「鱗屑・角化」，「びらん・潰瘍」，「爪」，「粘膜」，「浮腫・硬結」，「毛」，「瘻孔」，「妊娠」と大きく分類し，その中にそれぞれの症例を提示しています．最初のページに症例のプロフィールと臨床写真があります．ここで写真をじっくり観察して，皮膚症状の特徴をつかんでいただき，鑑別診断を頭に浮かべていただきたいと思います．それから，Questionの解答を考えていただきたいと思います．そのあとで2ページ目以降のAnswerの解説を読んでもらえば理解が深まると思います．

　通常の教科書と違い，どこからでもクイズ感覚で，気楽に読むことができる2頁か4頁の読み切りのスタイルになっています．また何度か繰り返し読むことによって，それぞれの皮膚疾患が自分の中にイメージとして定着していくと思います．

　執筆をお願いしました先生方はいずれも皮膚科臨床に強いベテランの方々です．特に臨床写真にはこだわっていただき，最高の写真を提供してもらいました．最近の皮膚科の論文や教科書の写真をみていますと，アングル，ピント，背景，

色合いなどが今ひとつのものがしばしばみられます．本書の写真はそういった部分が優れているだけでなく，診察した先生方の強いメッセージが感じられると思います．これらの写真は典型的であり，かつ疾患の特徴を備えています．これを頭に置いて実際の症例を診察すれば，典型的な部分と非典型的な部分を判断し，より正しい診断へのアプローチができると思います．

　本書が皆様方の皮膚科診療において少しでもお役にたつことを望んでいます．

平成 27 年 1 月

川　田　　　暁

目　次

結　節

症例 1	顔面のいぼ様結節	大原國章	1
症例 2	顔面の無色の結節	大原國章	3
症例 3	顔面のほくろ様結節	川田　暁	5
症例 4	顔面の結節	比留間政太郎	9
症例 5	顔面の結節	岡本祐之	11
症例 6	上腕の結節	川田　暁	13
症例 7	四肢の結節	多島新吾	15
症例 8	趾の結節	川原　繁	17
症例 9	足底の結節	江川清文	19
症例 10	口唇の結節	立林めぐ美	21
症例 11	爪甲の結節	志賀久里子	23

丘　疹

症例 12	陰嚢の丘疹	和田康夫	25
症例 13	手指の丘疹	常深祐一郎	27

紅　斑

症例 14	顔面の紅斑	常深祐一郎	29
症例 15	顔面の紅斑	石河　晃	31
症例 16	顔面の紅斑	川田　暁	33
症例 17	耳介の紅斑	池田浩之	35
症例 18	頭部の紅斑	古賀文二	37
症例 19	頭部の紫斑	田中　了・藤本　亘	39
症例 20	背部の紅斑	石河　晃	41
症例 21	背部の掻破を伴った紅斑	山本俊幸	43
症例 22	薬疹も疑わせる体幹の紅斑	竹之下秀雄	45

症例 23	前胸部の紅斑・硬結	須賀　康	49
症例 24	全身の紅斑	須賀　康	51
症例 25	全身の紅斑	川原　繁	55
症例 26	全身の紅斑	石井則久	59

紅斑以外の色素斑

症例 27	顔面のしみ様色素斑	三宅早苗	61
症例 28	体幹の褐色斑	山本俊幸	63
症例 29	四肢の褐色斑	大磯直毅	65
症例 30	下腿の紅褐色斑	林　宏明・藤本　亘	67
症例 31	趾尖部の紫斑	山本剛伸・藤本　亘	69

水　疱

症例 32	全身の水疱	川原　繁	71
症例 33	下肢の水疱	川原　繁	75

膿　疱

症例 34	顔面の膿疱	石河　晃	79
症例 35	胸部の膿疱	大磯直毅	81

鱗屑・角化

症例 36	手掌・足底の角化	藤本　亘	83
症例 37	頭部の紅斑・鱗屑	比留間政太郎	85

びらん・潰瘍

症例 38	足底の浸軟	五十嵐敦之	87
症例 39	下腿の潰瘍	山本俊幸	89

爪

症例 40	爪甲線条	大原國章	91
症例 41	爪の変形	川原　繁	93
症例 42	爪の肥厚	伊藤寿啓	95

粘膜

症例 43	口唇のびらん	五十嵐敦之	97
症例 44	陰部の白斑	山本俊幸	99

浮腫・硬結

症例 45	顔面の浮腫	秀　道広	101
症例 46	項部の硬結	石河　晃	103

毛

症例 47	頭部の脱毛斑	大磯直毅	105

瘻孔

症例 48	顔面の瘻孔	山内康平	107
症例 49	臀部の瘻孔	藤田美幸	109
症例 50	鎖骨部の瘻孔	石井則久	111

妊娠

症例 51	妊婦の丘疹	山本俊幸	113

索　引　　　　　　　　　　　　　　　　　　　　　　　　　115

結 節

症例 1

83歳,男性

主 訴	左耳前部の結節.
現病歴	2年前から鱗屑・痂皮の付着する紅斑があり,外用薬で治療していたが一進一退であった.前医では液体窒素で処置されたが,その後に自壊してきたために紹介された.
現 症	左耳前に,表面は白色に浸軟した 13 × 11 mm の扁平隆起性の結節があり,周囲皮膚はびらん・発赤している.周囲には血管拡張を伴う小さなびらん・紅斑も散在し,そのほか脂漏性角化症と思しき灰褐色の小結節も目立つ.耳前,顎下部のリンパ節は触知しない.

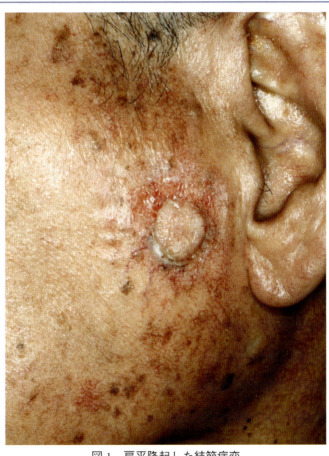

図1 扁平隆起した結節病変

Question 1 最も考えられる疾患は？

Question 2 確定診断に必要な検査は？

Q1 Answer　有棘細胞癌

　高齢者の顔面の結節でメラニン色素はなく，表面は浸軟びらんし，白色の角化壊死を伴っている．また，結節に隣接してびらんがあり，周辺皮膚にも小さな紅斑・びらんが散在している．日光角化症らしき皮疹が散在しているので，それを母地とする有棘細胞癌の可能性が高いようだが，生検で病理を確認するのが最善であろう．ダーモスコピーの観察も補助的な意味を与えてくれるかもしれない．

Q2 Answer　ダーモスコピー，生検

　ダーモスコピーでは，細かな屈曲した血管拡張がみられるほか，黄白色の塊状構造もところどころに存在している（図2）．皮脂腺の増生，あるいは，泡沫細胞の集塊，角化壊死の集塊の可能性がある．生検では扁平隆起性の結節で，好酸性の細胞が集塊を作って増殖している．拡大すると，好酸性の淡い胞体をもった有棘細胞が不規則に増生していて，高分化型の有棘細胞癌と診断できる（図3）．隣接皮膚では基底層を中心にして濃染性の核をもった細胞が水平方向に広がり，密なリンパ球浸潤を伴っている．日光角化症の像であり，これが有棘細胞癌の前駆症と想定できる（図4）．

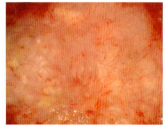

図2　ダーモスコピー所見
細かな血管拡張と黄白色の構造が認められる．

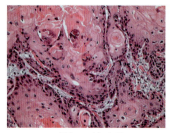

図3　拡大像
高分化型の有棘細胞癌である．

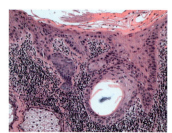

図4　隣接皮膚所見
日光角化症の病理が確認できる．

　有棘細胞癌の臨床像は，外方増殖性の結節・腫瘤の場合と穿掘性の肉芽様潰瘍の場合がある．いずれも非特異的であり，確定には生検・病理が欠かせない．ダーモスコピーの所見も診断の絞込みに役立った．

結節

症例 2

78歳,女性
主 訴：右下眼瞼の皮膚色の結節.
現病歴：数年前から褐色調の結節を生じ,近医で液体窒素治療を2回受けたが治癒しないので紹介された.
現 症：光沢性で皮膚色の結節で,メラニン沈着を思わせる色合いはない.充実性に硬く触れ,下床からつまみ上げることができる.細かな血管拡張が表面に浮かんでいる.

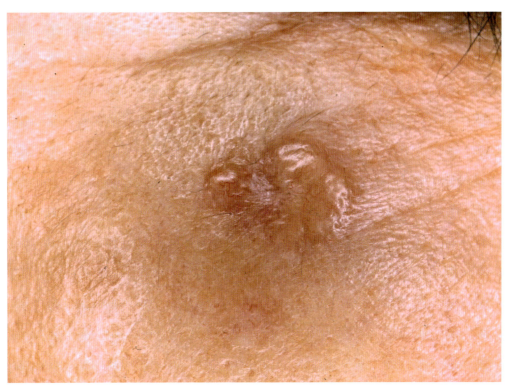

図1　下眼瞼の硬い皮膚色結節
うっすらと黄色みがある.

Question 1　考えられる疾患は？

Question 2　必要な検査と,期待される所見は？

Q1 Answer　基底細胞癌，毛包上皮腫（trichoepithelioma），毛芽腫（trichoblastoma），黄色肉芽腫（xanthogranuloma），皮膚リンパ球腫（lymphoadenosis benigna cutis）

　後天性に発症した，高齢者の顔面の硬い無色素性結節で，左右不対称，一部に陥凹がある．保存治療に抵抗性なので，脂漏性角化症は否定的である．良性の腫瘍ならば原則的に左右対称性であり結節内に不規則な陥凹はみられない．また黄色肉芽腫や皮膚リンパ球腫とするには黄色みや赤みが乏しい．悪性を疑うことになるが，潰瘍もなくメラニン色素もなさそうで，基底細胞上皮腫はやや考えにくい．肉眼でうっすらとみえた血管拡張が診断のポイントになるだろうか．ダーモスコピーで確かめてみる．

Q2 Answer　ダーモスコピー，樹枝状血管拡張

　結節の頂点は，ダーマスコープのレンズ面が当たっているために駆血されて白くみえるが，高さの低い部分では分枝状・蛇行性・樹枝状の細い血管拡張が明らかである（図2）．この所見は無色素性の基底細胞癌に合致し，特に白人例ではこれが唯一の診断根拠となることがある．

　手術標本でも，不規則な形状の胞巣が真皮深層まで増殖し（図3），下方に行くに従い線維化を伴って浸潤性の様相が強い（図4）．毛芽様構造はなく，毛包上皮腫，毛芽腫は否定される．

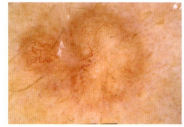

図2　ダーモスコピー所見
樹枝状血管拡張がみられる．

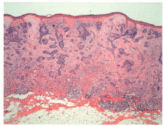

図3　弱拡大
基底細胞様の細胞からなる胞巣が増殖している．

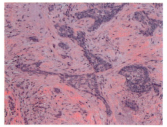

図4　中拡大
深部では浸潤性の様相となる．

　日本人の基底細胞癌のほとんどはメラニンを含んでいるので，比較的診断が容易であるが，ごく稀に色のほとんど，あるいはまったくない症例がある．その場合，硬さや形状の不規則性を手掛かりとし，ダーモスコピーでの樹枝状血管拡張で診断に至ることができる．

結 節

症例 3

79歳, 女性

主 訴	左こめかみの小結節.
既往・家族歴	特記すべきことなし.
現病歴	数年前から左こめかみに黒褐色の小結節が出現した.
皮膚所見	左こめかみに境界明瞭な 6mm 大の黒褐色の小結節を認めた（図 1a, b）. 圧痛・自発痛はみられなかった.

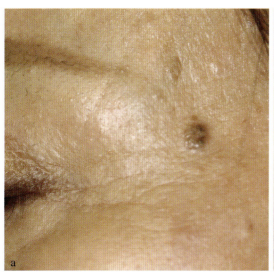 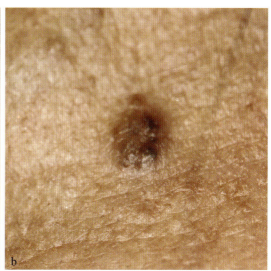

図 1　顔面の臨床所見

Question 1 最も考えられる疾患は？

Question 2 治療方針は？

Q1 Answer　基底細胞癌

　顔面の黒褐色結節を診察した場合に鑑別するべき疾患としては，色素性母斑，脂漏性角化症，基底細胞癌，悪性黒色腫などがある．この症例では境界が明瞭であること，表面が平滑で光沢があることから，色素性母斑と基底細胞癌が考えられる．顔面の色素性母斑はMiescher型（真皮内母斑細胞母斑）が多く，ドーム状に隆起する．脂漏性角化症は表面が粗造で角化を伴う．基底細胞癌は光沢を有し，しばしば中央が潰瘍となる．悪性黒色腫は境界不明瞭で色調も様々で濃淡がある．

　まずダーモスコピーで診察する．顔面の色素性母斑では structureless areas（青黒色または淡紅色），brown globules，pseudonetwork などがみられる．基底細胞癌では潰瘍，arborizing vessels，large blue-gray ovoid nests，multiple blue-gray globules，leaf-like areas，spoke-wheel areas などがみられる．この例では色素性母斑のダーモスコピー所見がみられず，基底細胞癌の特徴である arborizing vessels と large blue-gray ovoid nests がみられたことから，基底細胞癌をより考えた（図2）．

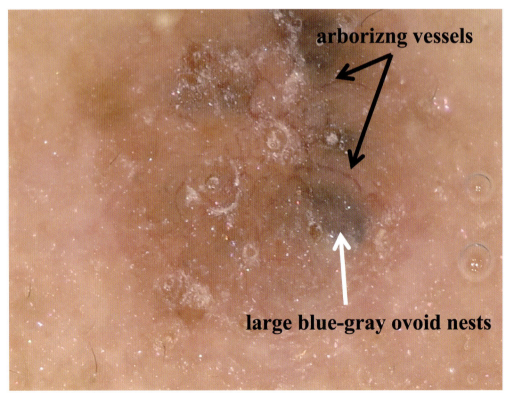

図2　ダーモスコピー所見
arborizing vessels（黒矢印）と large blue-gray ovoid nests（白矢印）がみられた．

Q2 Answer

　基底細胞癌を考えた場合は可能であれば切除生検をすることが望ましい．辺縁から2mm程度離し，十分な深さで切除する．比較的大型の病変では確定診断のために部分生検をする．臨床的に斑状強皮症型を疑う場合も部分生検をして腫瘍の境界と深さを確認しておく．自験例では，病理組織学的に腺様型の基底細胞癌であり（図3a, b），確実に病変が切除されたことを確認した．

　基底細胞癌で気をつけるべき点は，この症例のように肉眼的所見のみでは色素性母斑との鑑別が難しい例が多いことである．色素性母斑と考えて炭酸ガスレーザーや電気メスで焼灼された事例がしばしばみられる．このような場合，多くの例で基底細胞癌が再発し，トラブルを招くことになる．肉眼のみで診察し，安易な治療をすることの危険性を強調しておきたい．

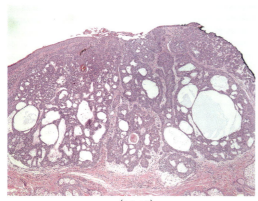 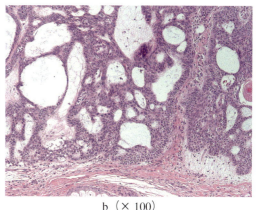

a（×40）　　　　　　　　　　b（×100）

図3　病理組織像（H・E染色）
表皮から連続した腫瘍塊がみられた（a）．腫瘍細胞は基底細胞様で，腺腔様構造を示した（b）．

顔面のほくろ様結節を診察した場合は基底細胞癌を必ず鑑別診断する．その際ダーモスコピーの所見が役立つ．安易な焼灼はせずに，切除生検や部分生検を行い病理組織学的に確認することが望ましい．

COFFEE BREAK

ダーモスコピーをうまく使おう！

ダーモスコピーは足底の色素性病変の診断・鑑別に有用であることはよく知られている．特に良性の色素性母斑と悪性黒色腫の鑑別にはきわめて有用である．

しかし，その他の疾患として，基底細胞癌，日光角化症，有棘細胞癌においてもそれぞれ特徴的なダーモスコピー所見がみられる．

本書では，顔面の有棘細胞癌（症例1），基底細胞癌の無色素性のもの（症例2），小型で色素性母斑との鑑別の困難なもの（症例3）におけるダーモスコピーの有用性が紹介されている．

ここのコーヒーブレークでは，基底細胞癌の初期病変における典型的なダーモスコピー所見を提示したい．

症例は62歳女性の鼻部の紅褐色丘疹である（図4）．一見すると小型の色素性母斑や単純性黒子のようにもみえる．そこでダーモスコピーをみると，境界明瞭で黒褐色の光沢を有する小丘疹であり，結節型（nodular type）の基底細胞癌の臨床的な特徴がみられた（図5）．さらにarborizing vesselやmultiple blue-gray globulesなどの基底細胞癌に特徴的なダーモスコピー所見がみられた（図5）．全切除すると，病理組織学的にsolid typeの基底細胞癌（図6）であった．

このように小さい腫瘍を診察する場合には，ダーモスコピーでその臨床的な特徴を確認することは診断の補助的な手段としてきわめて重要と思われる．

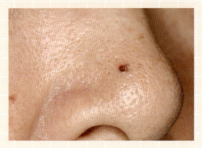

図4　鼻部の臨床所見

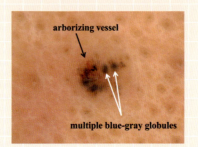

図5　ダーモスコピー所見
arborizing vessel（黒矢印）とmultiple blue-gray globules（白矢印）がみられる．

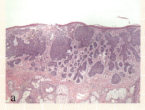
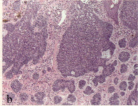

図6　病理組織像（H・E染色）
a. 表皮から連続した腫瘍塊がみられた（×40）．
b. 腫瘍細胞は基底細胞様であった（×100）．

結節

症例 4

2歳, 男児
主訴: 眉間部の難治性の紅斑・小結節の集簇局面.
既往・家族歴: 特記すべきことなし.
現病歴: 半年前に公園で転んで, その後傷が治らず, 数件の皮膚科で治療を受けたが, 徐々に拡大してきた.
皮膚所見: 眉間部のほぼ中央に, 拇指頭大の境界明瞭な浸潤を伴う紅斑があり, 表面は小結節が融合して凹凸不正で, 中央部は黄色痂皮を付着する (図1).

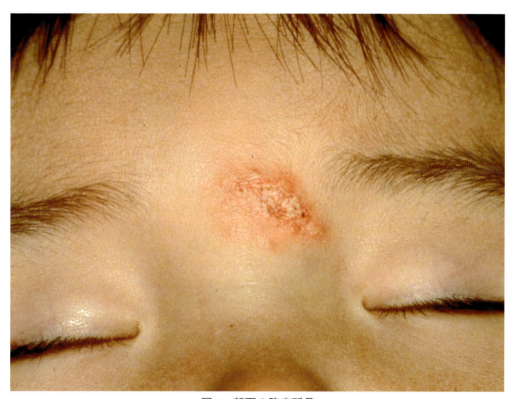

図1　顔面の臨床所見

Question 1 最も考えられる疾患は？

Question 2 確定診断に必要な検査は？

Q1 Answer　スポロトリコーシス（固定型）

　顔面の難治性の肉芽腫性病変を診察した場合は，非結核性抗酸菌症，皮膚結核，スポロトリコーシス，クロモミコーシス，その他の肉芽腫症を考える．数件の皮膚科を受診で治らない時は，まずスポロトリコーシスを疑い，スポロトリキン反応を施行する．真菌症の場合は必ず痂皮が付着するので，クロモミコーシスも考えてKOH検査も行い，同時に痂皮のスメアを作製してPAS染色をする．スポロトリキン反応が陽性であれば，スポロトリコーシスと考えてよい．

Q2 Answer

　スポロトリキン反応が陽性であれば，ほぼスポロトリコーシスと考えてよいが，陰性の場合は，上記の鑑別疾患を考えて細菌，抗酸菌，真菌培養検査を行い，皮膚生検と生検組織からの培養検査を行う．確定診断には，病巣分泌物，痂皮のスメア，病理標本をPAS染色して菌を証明する（図2）．KOH標本では見つけることができない．真菌培養には，病的材料を抗生剤入りサブロー・ブ糖斜面寒天培地で培養する（図3a, b）．

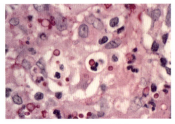
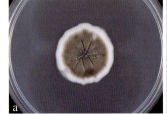
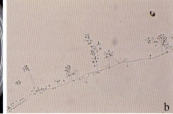

図2　病理組織像
（PAS染色，×400）
組織内菌要素は，赤いリング状の類円形で，微小膿瘍内や巨細胞内に存在する．分芽像もみられる．

図3　スライド培養所見（×400）
a. 集落は黒褐色，湿性で，中央は放射状を呈する（巨大培養所見）．
b. 顕微鏡所見は，菌糸は細く，小分生子は類円形で，菌糸側壁から直接形成されるものと分生子柄の先端に花弁状に形成されるものとがある．

　皮膚真菌症はよくある疾患である．サブロー・ブドウ糖斜面寒天培地，マイコセル斜面寒天培地などは市販されている．スポロトリキン反応液は日本医真菌学会ホームページより購入することができる．

結 節

症例 5

56 歳, 女性
主　訴 ｜ 顔面の紅色結節.
既往・家族歴 ｜ 特記すべきことなし.
現病歴 ｜ 2 か月前から鼻の周囲に自覚症状のない発疹が出現し, しだいに増大してきた. 近医でステロイド外用薬の処方を受け塗布していたが改善しないため来院した.
皮膚所見 ｜ 鼻根部左側に表面平滑で爪甲大の紅色結節がみられる(図1).

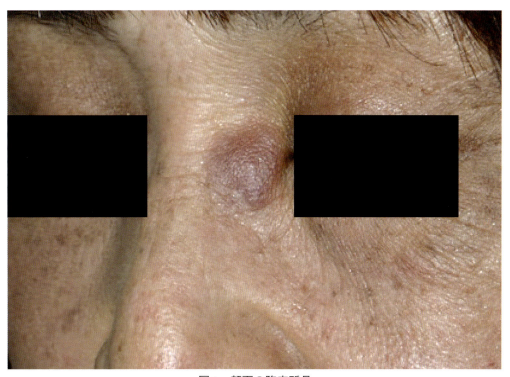

図1　顔面の臨床所見

Question 1 最も考えられる疾患は？

Question 2 確定診断に必要な検査は？

Q1 Answer　サルコイドーシス

　サルコイドーシスの結節型皮膚病変は種々の大きさの紅色隆起性病変であり，顔面，特に鼻周囲に好発する．病理組織学的には真皮全層に非乾酪壊死性類上皮細胞肉芽腫結節がみられる（図2）．他の皮膚病変の存在も確認することが大切であり，特に瘢痕浸潤（図3）は頻度の高い病変であり好発部位の膝蓋部・肘頭部を必ず診察するように心がける．

Q2 Answer　皮膚生検，血液検査（ACE，リゾチーム，Ca），ツベルクリン反応，Gaシンチグラフィー，心電図，胸部X線・CT，他科受診（眼科，呼吸器科，循環器科など）

　皮膚生検で非乾酪壊死性類上皮細胞肉芽腫がみられたら，まず感染性肉芽腫など他の肉芽腫性疾患を鑑別する．次に発症頻度の高い病変に関連した眼科，呼吸器科，循環器科などを受診する．

　検査項目として，両側肺門リンパ節腫脹，血清ACE活性，ツベルクリン反応，Ga^{67}シンチ，血清あるいは尿中Caを調べる．

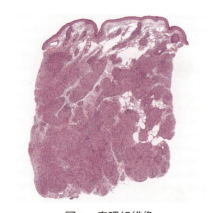

図2　病理組織像
真皮全層にわたり多数の非乾酪壊死性類上皮細胞肉芽腫結節が観察される．

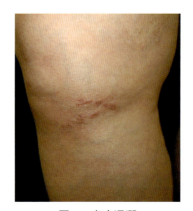

図3　瘢痕浸潤
膝蓋の外傷部に一致して，鱗屑を伴いやや不正形の浸潤性紅斑が集族している．

　鼻周囲の紅色結節はサルコイドーシスの頻度の高い皮膚病変である．組織学的に肉芽腫の所見があれば，診断基準の手引きに沿って，他臓器病変の検索を行う．当初，病変がなくとも，各臓器病変は異時性に出現する可能性があるため，継続的に診察することが大切．

結節

症例 6

79歳,男性
主　訴：左上腕の皮下結節.
既往・家族歴：特記すべきことなし.
現病歴：2か月前から左上腕に皮下腫瘤が出現した.
皮膚所見：左上腕屈側7.5×5cm大の境界明瞭な軟の皮下結節を認めた（図1）.被覆表皮と可動性があり,下床と癒着していた.自発痛・圧痛などはなかった.

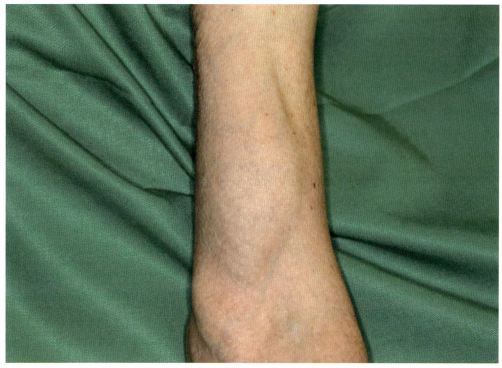

図1　左上腕の臨床所見

Question 1　最も考えられる疾患は？

Question 2　必要な検査は？

Q1 Answer　上腕二頭筋長頭腱断裂

　結節を診察して病変の主体が真皮か皮下組織にあると考えた場合，触診によって被覆表皮と下床との可動性を確認する．被覆表皮と癒着し，下床と可動性がある場合は皮内結節であり，粉瘤や皮膚線維腫などを考える．被覆表皮と可動性があり，下床と癒着している場合は皮下結節であり，脂肪腫や神経鞘腫などを考える．しかし，上腕の皮下結節の場合は上腕二頭筋長頭腱断裂も鑑別する必要がある．上腕二頭筋長頭腱断裂は，脂肪腫や神経鞘腫と比較して，形がより長楕円形であること，肘を屈曲するとそれにつれて結節が遠位に動く（図2）ことが特徴である．

　上腕二頭筋長頭腱断裂とは，肩関節の中に起始部をもつ長頭腱が変性し断裂するものである．中高年男性に多い．運動のしすぎや急激に力を加えることによって生じる．肘関節を屈曲すると，上腕二頭筋の筋腹（いわゆる力こぶ）が遠位に移動し，異常な隆起を示す（ポパイ変形）．断裂直後には痛みがあり，その後痛みが消失するものと，痛みが継続するものとがある．

Q2 Answer　本疾患を疑った場合にはMRIを施行する．

　MRI所見において肩関節部や上腕骨結節間溝の長頭腱が不明瞭となったり，変性所見がみられる（図3）．さらに隆起部では筋組織と同じ信号強度を示す．

　痛みが強い場合，肉体労働やスポーツを，継続したい場合には腱固定術などの積極的な治療を考慮する．痛みがない場合や高齢者では経過観察とすることが多い．

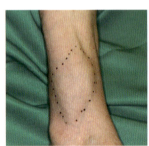 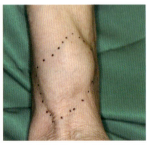 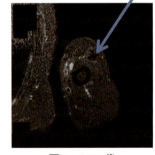

a．左肘伸展時　　b．左肘屈曲時，皮下結節が遠位に移動し，形も変化した．

図2　可動時の臨床所見

図3　MRI像
T2WIで上腕二頭筋長頭腱が頭側部で低信号を示した．

　上腕二頭筋長頭腱断裂は皮膚科を受診した場合，脂肪腫としばしば誤診される．腱との可動性や肘の屈曲の際の移動から本症を疑う．MRIによって診断が確定する．

結 節

症例 7

69歳，男性

主 訴	体幹，四肢の瘙痒性結節.
既往歴	12年前より糖尿病．5年前より糖尿病性腎症にて透析中.
家族歴	特記すべきことなし.
現病歴	10年前より略全身の皮膚の瘙痒を認めていた．5年前より体幹，四肢に瘙痒のある丘疹～結節を認めるようになった.
皮膚所見	直径5～10mmの中央に角栓を有する，黒褐色丘疹～結節を体幹，四肢伸側に認める．瘙痒あり．一部ケブネル現象陽性である（図1）.

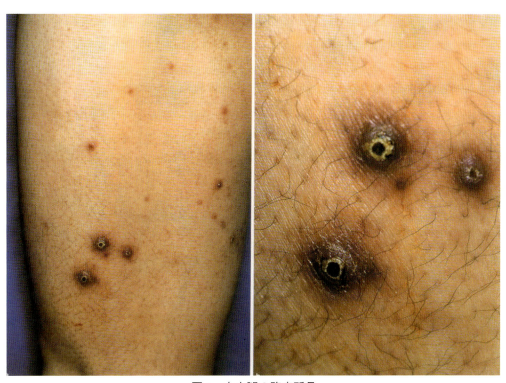

図1　右大腿の臨床所見

Question 1 診断名は？

Question 2 確定診断に必要な検査は？

Q1 Answer　後天性穿孔性皮膚症（acquired perforating dermatosis）

変性した真皮成分を経表皮排泄（transepidermal elimination）をきたして体外に除去する疾患を穿孔性皮膚症（perforating dermatosis）と総称する．

その中には

1. キレル氏病（Kyrle's disease）：変性したケラチン線維を排泄．糖尿病，慢性腎疾患に伴う．
2. 穿孔性毛包炎（perforating folliculitis）：毛包成分を排泄．キレル氏病と類似する．
3. 蛇行性弾性線維症（elastosis perforans serpiginosa）：弾性線維を排泄．先天性結合組織疾患（Ehlers-Danlos症候群，弾性線維性仮性黄色腫）に生じる．
4. 反応性穿孔性膠原症（reactive perforating collagenosis）：変性した膠原線維を排泄．先天性のものと後天性があり．先天性のものは報告例が少なく疾患として確立していない．後天性は報告例が多く，糖尿病，慢性腎疾患に伴う．

1と2と4の後天性のものの3つをまとめて後天性穿孔性皮膚症（acquired perforating dermatosis）とする．したがって穿孔性皮膚症（perforating dermatosis）は先天性の穿孔性膠原症，蛇行性弾性線維症と後天性穿孔性皮膚症の2つのグループにまとめられる．

Q2 Answer　病理組織検査

真皮の膠原線維（矢印）が経表皮に排泄される所見が診断の根拠となるので，排泄が終了してしまった結節（図2）あるいは排泄がまだ始まっていない初期の丘疹は生検しても診断が難しい．まだ少し紅暈が残っていて小さな角栓を認める小さめの結節を生検するとよい．また，切片によっては排泄される像にあたっていない可能性があるので，連続切片をみて角栓が表皮を通じて真皮とつながっていること（図3）を確認する．

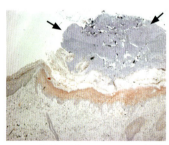
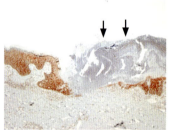

図2　排泄が完了している結節　　図3　真皮に連続している結節

臨床的に結節性痒疹，毛のう炎，虫刺症が鑑別に挙げられるが，病理組織検査でも鑑別が困難な場合がある．既往歴に長期の糖尿病，慢性腎障害があること，ケブネル現象陽性で本疾患を疑う．生検する皮疹の選択，標本の連続切片作製が重要である．

結節

症例 8

10歳，男性
主訴｜右母趾爪の隆起．
既往・家族歴｜特記すべきことなし．
現病歴｜約1か月前から，右母趾の爪内側に隆起性病変があり，徐々に増大した．
皮膚所見｜右母趾内側の爪が一部遊離し，その下床に角化性の固い結節を触れた（図1）．圧痛を認めた．

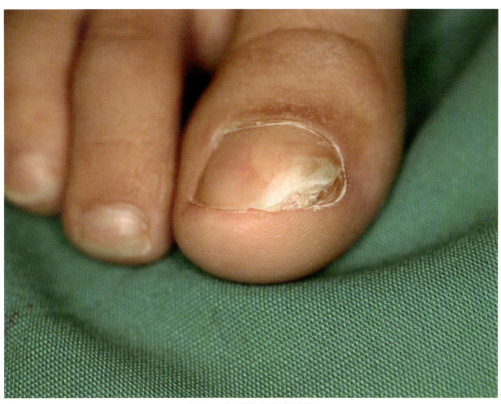

図1 右母趾の臨床所見

Question 1　最も考えられる疾患は？

Question 2　確定診断に必要な検査は？

Q1 Answer　爪下外骨腫

　爪下に生じて爪を下から押し上げるような病変を生じる疾患には，爪下外骨腫，グロムス腫瘍，表皮囊腫，線維腫，神経線維腫，エクリン汗孔腫，ケラトアカントーマ，有棘細胞癌などの腫瘍，および尋常性疣贅など多数ある．これらの中で10代から20代の若年者に多くみられる腫瘍に爪下外骨腫がある．
　この例でも，10歳と若いこと，病変が固いことから爪下外骨腫を最も疑って精査した．

Q2 Answer　単純X線検査（二方向の撮影）が診断確定に有用である．

　前述した鑑別疾患の中で，爪下外骨腫の検査上の鑑別方法は単純X線画像である．爪下外骨腫は単純X線検査で，図2aのように足趾の末節骨に近接して突出する骨様陰影（矢印）として認められるため，このような所見があれば，診断は容易である．図2bもこの症例の単純X線検査の画像である．よく見ると腫瘍陰影が写っているが，末節骨と重なっているために腫瘍の陰影を見逃す恐れがある．
　治療については，爪下外骨腫は疼痛などの自覚症状のために外科的切除の適応となる．病理所見から爪下外骨腫は，硝子軟骨から骨組織へ移行する骨軟骨腫型，線維性軟骨あるいは線維性組織から骨阻止に移行する線維性骨化型（外骨腫型），および両方の組織が混在する混合型の3型に分類される．この例では，線維性骨化型の像を示した（図3）．

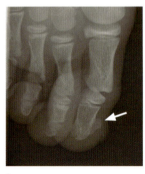
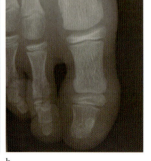

a　　　　　　　　　b
図2　右母趾の単純X線写真所見

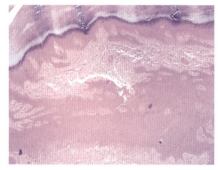

図3　爪下外骨腫の病理組織像
（H・E染色，×40）
真皮中層に腫瘍があり，線維性軟骨から骨組織への移行像がみられた．

　若年者の特に母趾の爪下に生じた結節をみたら，まずは爪下外骨腫を疑う．診断確定には，単純X線検査が有用であり，必ず2方向で撮影し，末節骨に接する骨様陰影が見出されれば，爪下外骨腫と診断できる．

結節

症例 9

7歳, 女性
主　訴: 左足底の発赤を伴う有痛性丘疹.
既往・家族歴: 特記すべきことなし.
現病歴: 3週間ほど前, 左足底の小丘疹に気づいた. しだいに大きさを増すとともに, 発赤と疼痛を伴うようになったため受診した.
皮膚所見: 左足底に, 頂上部に点状陥凹を有する透明感のあるドーム状丘疹が単発しており, 軽度の発赤と圧痛を伴っていた (図1).

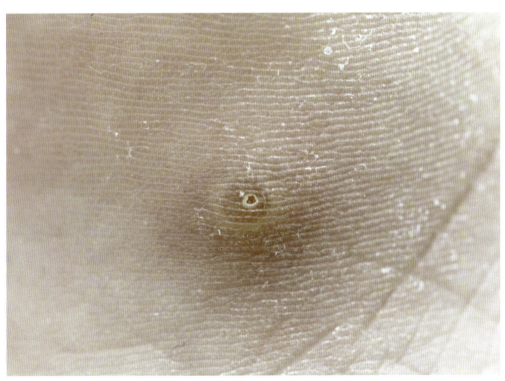

図1　左足底に生じた丘疹の臨床所見

Question 1 最も考えられる疾患は？

Question 2 治療方針は？

Q1 Answer　ミルメシア

　ミルメシアは，ヒト乳頭腫ウイルス 1 型（human papillomavirus type 1：HPV1）が皮膚に感染して生じる疣贅の 1 型である．幼小児の手掌や足底に生じることが多い．診察機会の多い典型疹（図 2）はある程度発達した時期のもので，頂上部に噴火口状陥凹を有するドーム状丘疹である．陥凹内部には角化を伴う乳嘴状変化を認める．炎症や疼痛を伴いやすいことも，ミルメシアの特徴である．典型疹の診断は容易であるが，初期病変は自験例のように水様光沢を有する丘疹のことが多く，時に診断に苦慮することがある．病理組織検査を必要とすることは稀と思われるが，角質肥厚や乳頭腫症を伴う表皮肥厚とともに顆粒状の好酸性細胞質内封入体（図 3）を認めれば診断は確定する．また，HPV 感染症には臨床・病理組織所見と HPV 型との特異相関（HPV 型特異的細胞変性効果）が知られており，図 3 の病理組織所見を認めれば HPV1 感染症と診断できる．

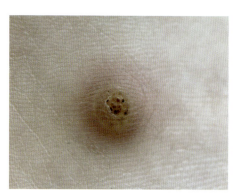 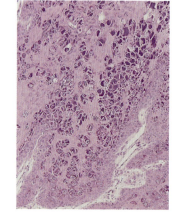

図 2　ミルメシアの典型疹　　図 3　ミルメシアの病理組織所見

Q2 Answer

　保険適応を有する治療法として**ヨクイニン内服**，**液体窒素凍結療法**や**サリチル酸外用**などがあり，保険適応はないものの比較的よく用いられる治療法に**活性型ビタミン D_3 外用**などがある．液体窒素凍結療法が疣贅治療の第一選択となることが多いが，ミルメシアの場合，主として幼小児が治療対象となることを考えると，ヨクイニン内服療法，サリチル酸外用，活性型ビタミン D_3 外用やこれらの併用が"痛くない疣贅治療法"の観点から第一選択とされてもよい．

> ミルメシアは足底に単発する有痛性丘疹のことが多く，"鶏眼"を主訴に受診することが多い．鶏眼は通常成人の疾患と考えてよく，小児の鶏眼様皮疹は本症と考えてほぼ間違いない．

結節

症例 10

53歳，男性
主訴：下口唇の結節．
既往・家族歴：特記すべきことなし．
現病歴：約8年前に下口唇のびらんが出現した．その後同部が隆起，増大してきた．
皮膚所見：下口唇右側に3cm大の肉芽腫様腫瘤を認めた（図1）．

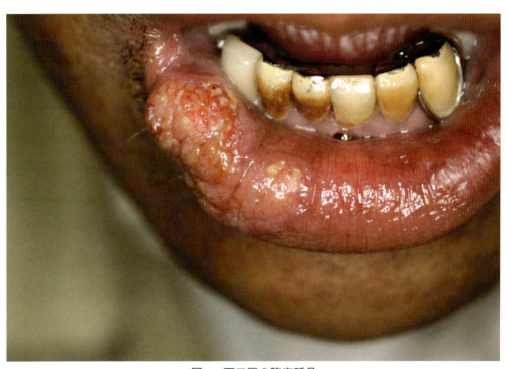

図1　下口唇の臨床所見

Question 1 診断名は？

Question 2 治療は？

Q1 Answer　疣状癌（verrucous carcinoma）

　中高年者に好発する有棘細胞癌の亜型である．皮膚症状は乳頭状〜疣状の結節ないし浸軟性の局面で，成長は緩徐である．喫煙・義歯・熱傷瘢痕・HPV 感染などが誘因として挙げられる．

　口腔，外陰，足底，下腿に好発する．口角や口腔に生じたものは oral florid papillomatosis，外陰のものは giant condyloma acuminatum，足底のものは epithelioma cuniculatum，下腿のものは papillomatosis cutis carcinoides と呼ばれており，これらを一括して疣状癌とされている．

　鑑別診断として，尋常性疣贅，毛細血管拡張性肉芽腫などが挙げられる．尋常性疣贅はヒトパピローマウイルス感染症で指趾や手背足底に好発する．病理組織所見で異型性がないことが疣状癌とは異なる．毛細血管拡張性肉芽腫は疣状癌と同様に外傷などが誘因となるが，毛細血管の増殖と血管腔の拡張を主体とする血管腫である．

　診断は臨床像と病理組織所見から行う．自験例でも生検を行った．弱拡大で腫瘍胞巣の外方性乳頭状増殖と深部へ向かって圧排性に増殖がみられた（図2a）．強拡大では腫瘍胞巣辺縁部の境界は一部で不明瞭であり（図2b），異型ケラチノサイトの増殖や核分裂像を認めた（図2c）．臨床所見とあわせて疣状癌と診断した．

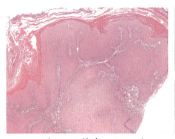 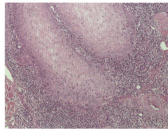 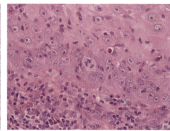

　　a．（H・E染色，×40）　　　b．（H・E染色，×100）　　　c．（H・E染色，×400）
図2　病理組織像

Q2 Answer　外科的切除を行う．

　外科的切除が第一選択である．辺縁より 0.5 〜 1 cm 離して，十分な深さで切除する．放射線治療は悪性化を促進することがあるため行わない．術後は再発予防のため禁煙を指導する．

　疣状癌はリンパ節や遠隔転移は稀で，完全に切除すれば比較的予後は良好である．口唇の難治性のびらんや潰瘍，結節をみた場合は本症も念頭に置く必要がある．

結　節

症例 11

62歳，男性
主　訴：左環指の爪甲の結節．
既往歴：52歳　左環指の骨折．
現病歴：52歳の時に転倒した際，左環指を骨折した．その後爪甲の変形があり，近医にて3回抜爪された．57歳ごろより同部位にびらんが出現し，肉芽様結節となり徐々に拡大した．
皮膚所見：左環指爪床に15mm大の境界明瞭な肉芽腫様結節を認めた．圧痛を伴っていた．

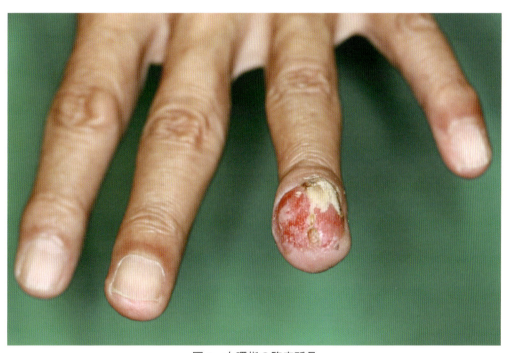

図1　左環指の臨床所見

Question 1 最も考えられる疾患は？

Question 2 必要な検査は？

Question 3 治療方針は？

Q1 Answer　有棘細胞癌

　爪甲に生じた腫瘍を診察する際に鑑別するべき疾患としては良性腫瘍（グロムス腫瘍，爪下外骨腫，毛細血管拡張性肉芽腫），悪性腫瘍（悪性黒色腫，ボーエン病，有棘細胞癌など）がある．有棘細胞癌は表皮ケラチノサイト由来の悪性腫瘍で角化を伴う紅色結節を呈し，時に自壊する．自験例では赤色の肉芽腫様腫瘍であり，経過も長期であったことから有棘細胞癌が疑われた．

Q2 Answer　腫瘍性病変を疑った場合はまず生検を施行する．

　自験例の病理組織所見では，表皮全体が異型なケラチノサイトに置き換わり，基底膜を越えて浸潤していたため，有棘細胞癌と診断した（図 2a，b）．また，X線写真では骨への浸潤を認めなかった．治療方法の選択にあたって TNM 分類（UICC 第 7 版，2009）を決定する．リンパ節転移や遠隔転移の有無を確認するため CT を施行する．採血では腫瘍マーカーの SCC の測定が有用である．

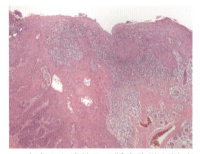 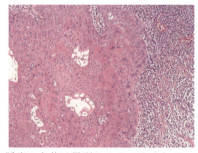

a. 表皮から連続して腫瘍胞巣が増殖していた．（H・E 染色，×100）　　b. 腫瘍の主体は異型ケラチノサイトで，一部個細胞角化を認めた．（H・E 染色，×400）

図 2　有棘細胞癌

Q3 Answer　有棘細胞癌の診療アルゴリズム（皮膚悪性腫瘍診療ガイドライン）による．第一選択は外科的手術である．

　切除可能であり，2 cm 未満で再発例や未分化でない，などであれば辺縁 4〜6 mm 離して切除し，それ以外であれば 6〜10 mm 離して切除する．所属リンパ節腫脹がある場合はセンチネルリンパ節生検を施行し，陽性であれば郭清も施行する．切除不能例や原発巣の残存が疑われる場合に，放射線療法や化学療法を施行する．

　爪甲に生じる腫瘤には様々なものがあるため，確定診断には皮膚生検を施行する必要がある．

丘疹

症例 12

5歳，男性
主　訴　｜陰部の痒み．
既往歴　｜特記すべきことなし．
家族歴　｜母親に痒み．
現病歴　｜約1か月前から全身に痒みがあり，体幹部には掻破痕，陰部に丘疹が出現した．
皮膚所見｜陰茎部および陰嚢部に丘疹を約10個認めた．痒みを伴っていた．

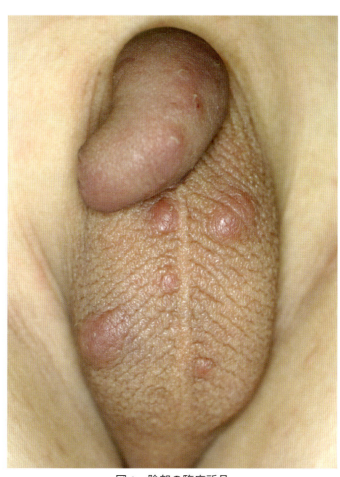

図1　陰部の臨床所見

Question 1　診断名は？

Question 2　確定診断に必要な検査は？

Q1 Answer　疥癬

　男性陰部に丘疹・結節をみたら，疥癬の可能性をまず考える．陰部の丘疹・結節は，疥癬以外では稀であるからである．逆に，男性患者で疥癬を疑った時は，陰部の丘疹・結節の有無をみる．例外はある．アトピー性皮膚炎で痒疹結節が陰部に生じたり，疥癬の感染初期には陰部丘疹・結節を認めなかったりすることはある．けれども，男性陰部の丘疹・結節は，疥癬に比較的特徴的な皮疹である．

Q2 Answer　ダーモスコピーで疥癬トンネルを精査する．

　陰部丘疹・結節は，疥癬を強く疑う所見にはなるが，疥癬と確定まではできない．疥癬と確定診断するには，虫体を見つける必要がある．もし疥癬なら，各丘疹・結節の表面には疥癬トンネルが1本ずつある．丘疹・結節の表面をダーモスコピーで精査し，疥癬トンネルを探す．疥癬トンネルは丘疹・結節をはみ出すことはふつうないため，丘疹・結節の表面を探すとよい．疥癬トンネルの入り口は，丘疹・結節の中央部にあり，そこから辺縁に向かって疥癬トンネルが伸びている．その先端に虫体が見つかる．虫体を探すには，黒点に着目するとよい．ヒゼンダニの口器・前脚が黒褐色をしており，これらが一塊となって黒点としてみえる．陰部は皮膚が薄いため，黒点のみならず虫体自体の形態が透見できることもある．

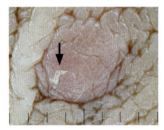
図2　ダーモスコピー所見（小児）
陰嚢部に白色の疥癬トンネルを1本認める（矢印）。

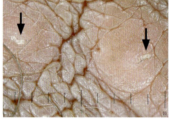
図3　ダーモスコピー所見（成人男性）
陰嚢に結節が2個あり，それぞれの表面に疥癬トンネル（矢印）を1本ずつ認める。

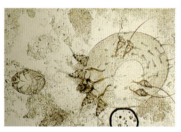
図4　虫卵（左），雌成虫（右）

　男性陰部は疥癬を診断する重要な手掛かりになる．疥癬を疑ったら，必ず男性陰部を診察する．陰部をダーモスコピーで観察する際には，レンズ径の大きいものが使いやすい．レンズ径が小さいと至近距離での診察を余儀なくされる．陰部は角層が薄いため，虫体がいるとダニ自体を見つけやすい．

丘疹

症例 13

54歳, 女性
主　訴 ｜ 両手に多発する丘疹.
既往歴 ｜ 慢性腎不全で血液透析中, 糖尿病, 線維性筋痛症（プレドニゾロン内服中）.
家族歴 ｜ 特記すべきことなし.
現病歴 ｜ 4か月前より, 手指に丘疹が生じ増数した.
皮膚所見 ｜ 両手指に米粒大までの紅褐色丘疹が多発している. 中央に痂皮をつけるものもある.

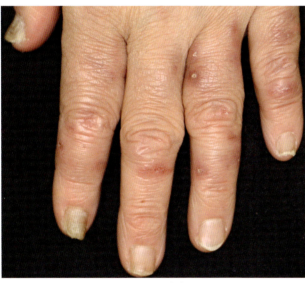

図1　手指の臨床所見

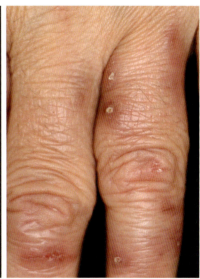

図2　丘疹の拡大像

Question 1　考えられる疾患は？

Question 2　診断に必要な検査は？

Answer 非結核性抗酸菌感染症，スポロトリコーシス，環状肉芽腫

臨床像からはスポロトリコーシスや環状肉芽腫などが考えられるが，非結核性抗酸菌感染症も忘れてはならない．

 Answer 病理組織検査と培養

これらの疾患を鑑別するためには，病理組織学的検査を実施するとともに，痂疲や滲出液，生検組織を用いて真菌および抗酸菌培養を行う．スポロトリコーシスでは，好中球浸潤を伴う肉芽腫性炎症の像を呈し，PAS染色やグロコット染色で菌体が染まる．スポロトリキン反応も有用である．真菌培養で *Sprothrix schenckii* が培養される．環状肉芽腫では膠原線維の変性とそれを取り囲むように肉芽腫が形成され，いわゆる柵状肉芽腫という状態をとる．病変部にムチンが沈着する．非結核性抗酸菌症を疑った際には，膿があれば塗抹（Ziehl-Neelsen染色）や培養を行う．生検を行って，好中球浸潤を伴う肉芽腫性炎症の病理組織増を確認し，Ziehl-Neelsen染色で抗酸菌を染める．組織からも培養を行う．抗酸菌が培養されたらDNA-DNAハイブリダイゼーション（DDH）やPCRを行って菌を同定する．

自験例では生検を行うとリンパ球や好中球浸潤を伴った肉芽腫性炎症がみられ（図3, 4），Ziehl-Neelsen染色にて菌体が染まり，抗酸菌培養で菌の発育がみられた．培養された菌からDNAを抽出してDDHを行ったところ，*Mycobacterium chelonae* と同定された．

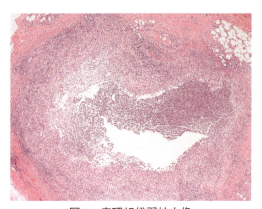

図3 病理組織弱拡大像
真皮から脂肪織にかけて稠密な細胞浸潤がみられる．

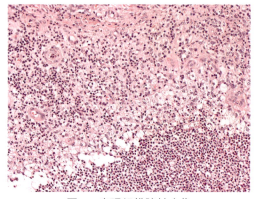

図4 病理組織強拡大像
組織球が増殖して肉芽種を形成し，好中球が多数浸潤している．

 非結核性抗酸菌症は，環境の常在菌であり，決して稀な疾患ではない．

紅斑

症例14

66歳，女性
主　訴：頬の痂皮を伴った局面．
既往・家族歴：特記すべきことなし．
現病歴：3か月前より左頬部に紅色丘疹が生じ，増数して，範囲も拡大し，癒合傾向となった．
現　症：左頬部に紅色丘疹が多発し，密集し，融合して紅色局面を形成している．一部痂皮を付着している．

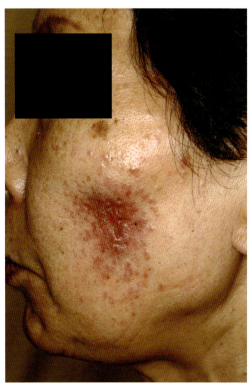

図1　顔面の臨床所見

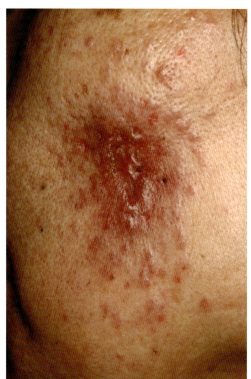

図2　顔面の皮疹の拡大像

Question 1　最も考えられる疾患は？

Question 2　治療は？

Q1 Answer　尋常性狼瘡

臨床像から円板状エリテマトーデスや局面型皮膚サルコイド，有棘細胞癌，クロモミコーシスなどが考えられる．潰瘍から培養を行ったところ結核菌が検出された．生検を行ったところ，真皮に乾酪壊死を伴う類上皮細胞性肉芽腫が形成されていた．これらより尋常性狼瘡と診断した．ツベルクリン反応は陽性であり，胸部X線やCTにて結節状の病変がみられ，喀痰からも結核菌が検出された．

Q2 Answer　抗結核薬の多剤併用療法

自験例では肺結核もあったが，たとえ内臓の結核病変がなく皮膚結核だけであっても，確実な効果を得るためと耐性菌を作らないために，多剤併用療法をする．イソニアジド(INH)，リファンピシン（RFP），ピラジナミド（PZA）の3剤＋エタンブトール（EB）もしくはストレプトマイシン（SM）による4剤併用療法が主流となっている．

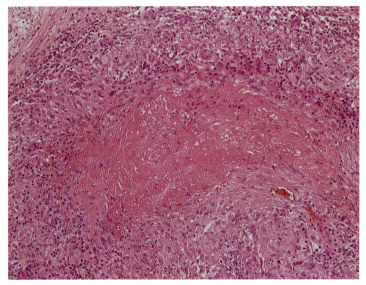

図3　病理組織像
組織球が密に浸潤して肉芽腫が形成され，中央は好酸性で無構造である（乾酪壊死）．

感染症が否定できない臨床像の場合，膿や生検組織片を細菌，真菌，抗酸菌の培養に供しておくと見落としを防ぐことができる．

紅斑

症例15

49歳,男性
主　訴｜顔面の紅斑.
既往歴｜特記すべきことなし.服薬なし.
現病歴｜2〜3週間前から額部に紅斑が出現,徐々に拡大した.
皮膚所見｜眼瞼,口唇を避けるよう,額部,頬部,鼻部にびまん性の紅斑あり.額部,鼻翼には不整形の小びらんを伴った.軽度の瘙痒を伴う.全身を診察すると胸部に小びらんがあった.

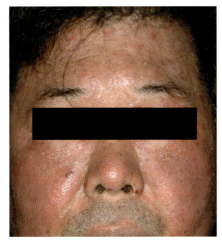
図1　顔面の臨床所見

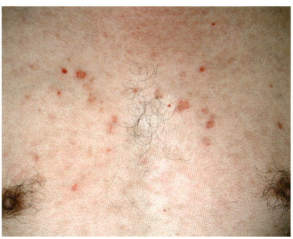
図2　胸部の臨床所見

Question 1　考えられる診断名を1つ挙げよ.

Question 2　確定診断に必要な検査は？

Question 3　治療の第一選択は？

Q1 Answer 落葉状天疱瘡

顔面の対称性の紅斑から SLE, 伝染性紅斑, 脂漏性皮膚炎, 丹毒, 皮膚筋炎, 接触皮膚炎, 落葉状天疱瘡, 光線過敏性皮膚炎, アトピー性皮膚炎などを考える．他部位に皮疹がないかと尋ね脱衣してもらうと上胸部に爪甲大までの小びらんが数個散在していた．この時点で落葉状天疱瘡が最も考えられた．

Q2 Answer 皮膚生検による蛍光抗体直接法検査

血中の抗デスモグレイン1自己抗体の検出は診断に重要な所見であるが，確定診断には皮膚生検が必須であり，凍結標本を用いて蛍光抗体直接法を施行する．HE染色では角層下〜顆粒層での棘融解がみられ，好中球浸潤を様々な程度に伴う（図3）．水疱蓋が剥離・脱落していることがあり，正常皮膚との境界部をみることが重要である．蛍光抗体直接法では表皮全層の表皮細胞間にIgGが沈着している像がみられる（図4）．

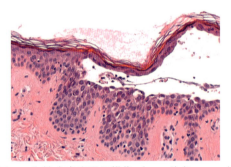 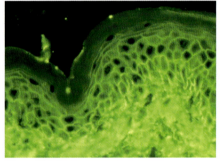

図3 生検皮膚病理組織像（H・E染色, ×200）
顆粒層レベルで棘融解性水疱がみられる．

図4 蛍光抗体直接法（×200）
表皮細胞間にIgGの沈着がみられる．

Q3 Answer 副腎皮質ステロイド薬の全身投与

治療はプレドニゾロンで0.5〜1.0mg/kgを目安とする．治療の目安は水疱新生が止まることと，血中抗デスモグレイン1自己抗体価をモニターしながら減量する．ステロイド単剤で効果不十分の際にはアザチオプリンなどの免疫抑制剤の併用，血漿交換療法，免疫グロブリン大量静注療法を考慮する．

> 落葉状天疱瘡の水疱は疱膜が薄いためきわめて破れやすく，診察時に水疱がみられないことが多い．伝染性膿痂疹や貨幣状湿疹などと見間違うこともある．顔面，上胸部の好発部位を知っておくことが重要で，血中自己抗体のスクリーニングから診断に迫ることができる．

紅斑

症例 16

54歳，女性

主訴：左眼囲の紅斑．

既往・家族歴：特記すべきことなし．

現病歴：4〜5日前から38度台の発熱と同時に顔面と両手背に紅斑が出現した．

皮膚所見：左眼囲に比較的境界明瞭な浸潤を伴う紅斑を認めた（図1）．自発痛を伴っていた．

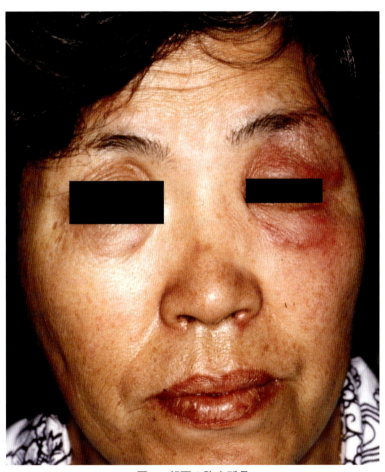

図1　顔面の臨床所見

Question 1 最も考えられる疾患は？

Question 2 治療方針は？

Q1 Answer　Sweet病

　顔面の紅斑を診察した場合に鑑別するべき疾患としては，脂漏性皮膚炎，接触皮膚炎，Sweet病，丹毒，尋常性狼瘡，全身性エリテマトーデス，落葉状天疱瘡，皮膚筋炎などがある．この症例では発熱があることからSweet病，丹毒が考えられる．

　まず血液検査を施行する．Sweet病も丹毒も，CRP高値で好中球優位の白血球増多がみられる．丹毒は溶連菌感染のため，ASOやASKの上昇がみられることが多い．臨床症状では，丹毒は片側の頬部の発赤と腫脹で発症し，両側に拡大することが多い．一方，Sweet病では顔面に皮疹が出現しても，丹毒よりは小型の局面のことが多い．また頸部・上肢・手背などにも多発することも多く，しばしば水疱や膿疱を伴う．この例では顔面の皮疹は小型であり，手指にも病変がみられた（図2）ことから，Sweet病をより考えた．Sweet病を考えた場合は生検をすることが望ましい．この例では病理組織学的に真皮に好中球の密な浸潤がみられ（図3），Sweet病と診断できた．

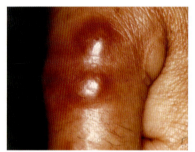

図2　左母指の臨床所見
紅色結節を2個認めた．

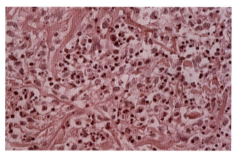

図3　病理組織像（H・E染色，×400）
真皮中層に好中球の密な浸潤を認めた．

Q2 Answer　Sweet病では副腎皮質ステロイド（プレドニン換算20～30mg/日），ジアフェニルスルフォン（75mg/日），ヨウ化カリウム（900mg/日）の内服が必要となる

　Sweet病で気をつけるべき点は，合併症である．骨髄異形成症候群（myelodysplastic syndrome：MDS），白血病，多発性骨髄腫などの血液系悪性腫瘍の合併が多い．その他，潰瘍性大腸炎，関節リウマチ，妊娠に合併したり，G-CSF，カルバマゼピン，ミノサイクリンなどの薬剤によって発症するものもある．

　Sweet病は発熱と有痛性の紅斑を伴うことから，細菌感染症としばしば誤診される．CRPや白血球などの検査値によっても鑑別が困難である．皮疹の分布，特徴，病理組織所見などから診断する．

紅 斑

症例 17

47歳,男性
主 訴:右耳介の紅斑.
既往・家族歴:特記すべきことなし.
現病歴:1年前の8月から右耳介の紅斑が出現した(図1).その後,両手指,両膝関節痛,右眼球結膜充血を認めた.
皮膚所見:図1をみよ.

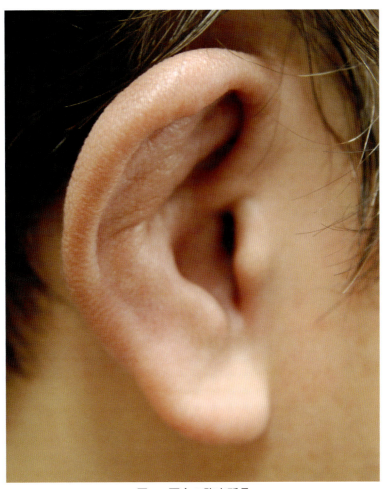

図1 耳介の臨床所見

Question 1 最も考えられる疾患は?

Question 2 治療方針は?

Q1 Answer　再発性多発性軟骨炎

　耳介の紅斑をみた場合，凍瘡（しもやけ）や虫刺症，脂漏性皮膚炎，接触性皮膚炎，スポーツによる外傷性の耳介血腫などが多いが，稀な疾患として全身性エリテマトーデス，皮膚筋炎，再発性多発性軟骨炎などがある．

　自験例では関節炎，結膜炎（図2），を伴っており，病理組織では軟骨細胞間に炎症細胞浸潤，軟骨細胞の変性を認めた（図3）．

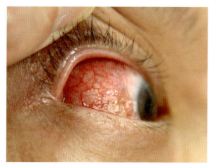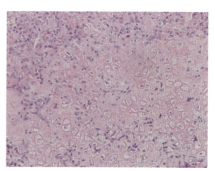

図2　結膜炎　　　　　　　　図3　病理組織像

　再発性多発性軟骨炎は全身の軟骨やプロテオグリカンを含む組織が再発性かつ進行性に侵される慢性炎症疾患である．耳介，鼻，眼，関節，気管，心・血管系など多彩な症状を呈するが，初発症状としては耳介軟骨炎が最も多い．経過中，半数以上の症例が気道病変を合併し，呼吸障害，気道閉塞を起こすこともあるため特に注意を要する．

Q2 Answer　副腎皮質ステロイド（プレドニン換算 30 ～ 60mg／日）内服が必要となる．

　重症例ではステロイドパルス療法を考慮する．ステロイド抵抗性の場合は免疫抑制剤（メソトレキセート，シクロスポリン，シクロフォスファミド）併用も効果が期待できる．

補　足

　耳介の紅斑，腫脹，痛みを起こす原因としては，①皮膚に炎症を起こしている，②軟骨に炎症を起こしている，③血流障害を起こしている，④血腫が溜まっている，⑤そのほか，稀な疾患（自己免疫疾患など）と考えるとわかりやすい．

> 再発性多発性軟骨炎の耳介軟骨炎は耳垂には波及しない！
> 症状は多岐にわたるため，積極的な全身検索（特に気道，心・血管病変），進行性のため定期的なフォローアップが重要である．

紅斑

症例 18

27歳，男性
主訴｜頭部の鱗屑．
既往・家族歴｜特記すべきことなし．
現病歴｜1年前より徐々に頭部の「ふけ」が増えてきた．軽度の瘙痒を伴い改善しないため受診．
皮膚所見｜被髪頭部，特に前額の境界部に黄色の鱗屑を付す紅斑がみられ，軽度の瘙痒を伴う．

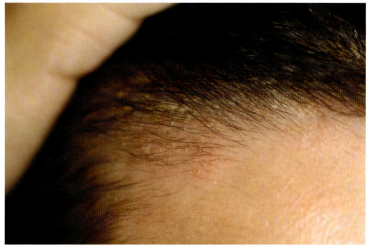

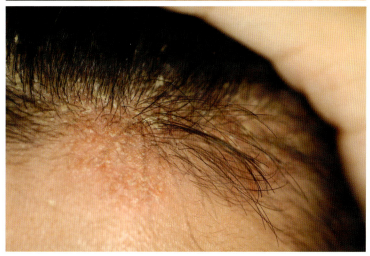

図1　頭部の臨床所見

Question 1　鑑別すべき疾患は？

Question 2　頭部以外に診察すべき部位は？

Q1 Answer　脂漏性皮膚炎，乾癬，脂漏性乾癬

　頭部に限局する黄色の鱗屑を伴う紅斑を診たら，まずは脂漏性皮膚炎を考える．既知の治療で難治な場合は，乾癬，脂漏性乾癬も鑑別疾患として考える．脂漏性乾癬（sebopsoriasis）はしばしば使用される診断名であるが，現在まで明瞭に定義した成書はない．おそらく乾癬様の厚い鱗屑を伴う脂漏性皮膚炎と脂漏部位に病変が強く限局してみられる乾癬の異なる2つの状態が混在した包括的な概念と考えられている．

Q2 Answer　爪甲，手指，足趾末端の関節

　頭皮および爪甲に所見がある乾癬は，将来に関節症性乾癬を合併しうる可能性が近年示唆されている．乾癬が頭部に限局性に観察されていると考えた場合，爪の点状陥凹がないか，手指足趾末端の関節所見がないかは是非，一緒に診察しておきたい．この症例では，手指の爪甲に特徴的な陥凹があり（図2），頭部は脂漏性乾癬と診断した．

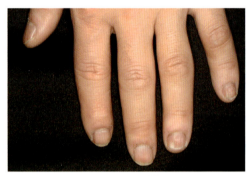

図2　同症例の手指所見
第4-5指の爪甲が陥凹している．

> **アドバイス**
> 若年者で，特に難治性の脂漏性皮膚炎を診た場合，HIVの検索に加えて，乾癬（尋常性，関節症性）の限局性病変で将来に増悪する可能性も考えて対応する．

☕ COFFEE BREAK

　乾癬，疥癬，感染と皮膚科の用語には，「か」と「せ」と「ん」がつくものが多い気がする．いずれも診断が困難な場合も少なくなく，患者さんを前に自身の汗腺（かんせん）から冷たい分泌物が盛んに放出されることも，日常診療ではしばしば経験する．

紅斑

症例 19

82歳,男性

主 訴	前頭部の紫斑.
既往歴	気管支喘息.
家族歴	特記すべきことなし.
現病歴	数か月前から前頭部に紫斑出現.数日前から,出血を伴ってきた.同部への打撲の既往は明らかではない.
皮膚所見	前頭部右側に境界不明瞭,わずかに浸潤を触れる不規則な暗紫紅色の紫斑・局面を認めた.一部はわずかに結節となり,びらん・血痂を伴っていた(図1).

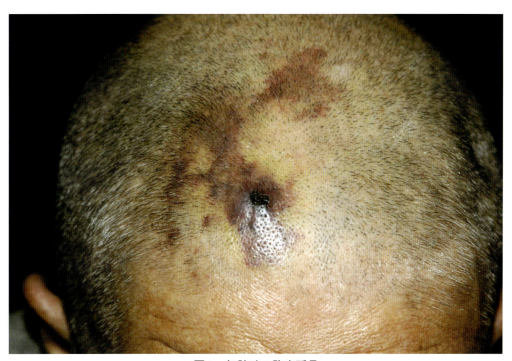

図1 初診時の臨床所見

Question 1 最も考えられる疾患は？

Question 2 今後の方針は？

Q1 Answer　血管肉腫

　高齢者の頭部，顔面に好発する．境界不明瞭で浮腫性の暗紫色調紅斑・紫斑が特徴である．臨床像から斑状型，結節型，潰瘍型に分類されるが，多くはそれらが混在する．鑑別診断としては皮下出血のほか，悪性リンパ腫，悪性黒色腫などが挙げられる．悪性度の高い腫瘍で，高率にリンパ節，肺，肝などに転移する．5年生存率は10％前後ときわめて予後不良である．

　診断には病理組織検査が必須である（図2，3）．免疫染色では腫瘍細胞は血管内皮マーカーであるCD31（図4），CD34が陽性．D2-40が陽性となる例もある．自験例でも生検によって血管肉腫と確定診断した．

Q2 Answer　転移の有無を把握し，手術，放射線治療　化学療法などの治療方針を検討する．

　CT，超音波検査などの画像検査で全身状態の把握を行う．特に肺転移が予後に大きく影響する例が多い．急に呼吸困難症状が出現した場合は，肺転移に伴った血気胸の併発を疑う．

　臨床的に切除可能であれば1〜2cmマージンの切除を考慮する．断端陽性もしくはマージンが短い場合は放射線を追加照射する．とはいえ，血管肉腫そのものに対する手術適応を疑問視する意見も根強く，切除困難例のみならず，比較的小範囲と思われる例においても放射線単独または放射線にrIL-2局注の併用を選択することも多い．

　化学療法ではタキサン系抗がん剤が主に用いられる．近年マルチキナーゼ阻害薬であるパゾパニブが悪性軟部腫瘍に対し保険適応となった．

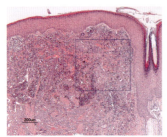

図2　病理組織像
（H・E染色，×40）

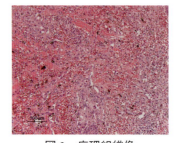

図3　病理組織像
（H・E染色，×100）
異型性を伴う内皮細胞によって裏打ちされた血管の複雑な増生を認め，内腔に赤血球が充満する．

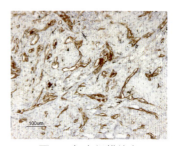

図4　免疫組織染色
（CD31　×100）
腫瘍細胞に陽性．

　血管肉腫は高齢者の頭部，顔面に好発するため，打撲後の皮下出血として経過がみられがちである．常に本疾患の存在を念頭におき，速やかに診断し，治療を開始することが重要である．

紅斑

症例20

29歳，女性
主訴：背部の瘙痒伴う紅斑，色素沈着．
既往歴：特記すべきことなし．服薬なし．
現病歴：1か月前より背部，腹部に瘙痒を伴う紅斑が出現．無治療にて軽快したが2週間前より再燃．近医皮膚科でステロイド薬を外用したが皮疹が拡大したため，当院を紹介受診．
皮膚所見：背部に左右対称性の網状色素沈着あり，色素沈着上あるいはその付近の正常皮膚上に小豆大〜大豆大の浸潤を触れる紅斑が散在している．

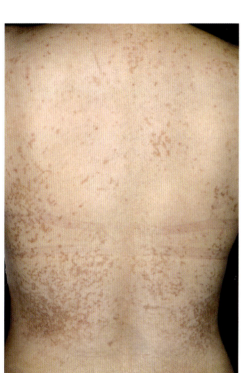

図1　背部の全体像

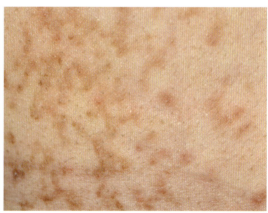

図2　背部の拡大像
網状〜樹枝状の色素沈着と浸潤を触れる小紅斑の散在あり．

Question 1　最も考えられる疾患は？

Question 2　治療方針は？

Q1 Answer　色素性痒疹（prurigo pigmentosa）

　若い女性の体幹部に繰り返し生じる丘疹，紅斑と網状の色素沈着より，色素性痒疹が第一に考えられる．鑑別すべき疾患として体幹部の網状を呈する皮疹を呈する融合性細網状乳頭腫症，網状紅斑性ムチン沈着症（reticular erythematous mucinosis：REM）が挙げられる．融合性細網状乳頭腫症は胸部，背部に融合傾向のある淡褐色の網状色素沈着を生じるが，瘙痒のある紅斑，丘疹を生じることはない．網状紅斑性ムチン沈着症は中年女性に好発し，胸部，背部に網状の紅斑を生じるが，瘙痒はない．

　色素性痒疹は1971年長島らにより報告された疾患で，若い女性の背部，胸腹部に好発し，春に発症が多く，ダイエットや尿中ケトン体増加との関連が指摘されている．病理組織所見は多くは非特異的な血管周囲性細胞浸潤（図3），あるいは苔癬型組織反応（図4）を呈するが，病初期を生検すると好中球の浸潤もみられる．上述した鑑別疾患は病理組織から鑑別可能である．

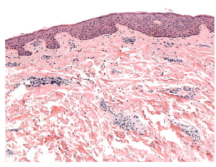

図3　自験例の病理組織像（H・E染色，×200）
軽度の血管周囲性リンパ球浸潤をみる．

図4　苔癬型反応の強い症例の病理組織像（H・E染色，×100）

Q2 Answer

　ジアフェニルスルフォン（DDS：50～75 mg）とミノサイクリン（100～200 mg）が著効する．DDSのほうが即効性にすぐれるがミノサイクリンのほうが再発が少ない傾向にあるという説もある．早期に適切な治療を行い，紅色の痒疹の再発をおさえれば，色素沈着も軽快が期待できる．また，過度なダイエットをしている場合は中止するよう指示が必要である．

若い女性の背中で網目状の色素沈着をみた際には本症を疑う．組織像に特異的な所見は得られないが，DDSやミノサイクリンが著効することが診断に有用である．

紅 斑

症例 21

63歳，男性
主　訴：背部の掻痒性紅斑．
既往歴：膀胱癌．
現病歴：2か月前から背部の掻痒を伴う皮疹が出現した．ステロイド外用剤で加療されるも無効．
皮膚所見：項部から上背部中央に境界不明瞭な紅斑を認め，それに連続して線状に配列する紅斑を認めた（図1）．

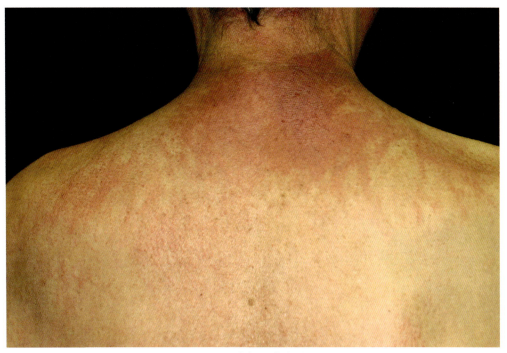

図1　上背部の臨床所見

Question 1　考えられる疾患は？

Question 2　鑑別診断を3つ挙げよ．

Q1 Answer　皮膚筋炎に伴う flagellate erythema

'flagellate' とは，鞭で打つという意味で，文字どおり鞭で打たれた後のような線状，あるいはそれよりやや太い帯状の紅斑が上背や肩にみられる．図1は，ショールサインとともに flagellate erythema がみられている．患者の多くは痒みを訴え，掻破により，このような皮疹が誘導されるという考えが多いが，繰り返し問診をしても痒くないという答えが返ってくることもある．皮膚筋炎に伴う flagellate erythema は，活動性のある時期にみられ，それが単独でみられることは少なく，他の症状と一緒にみられることが多い．Flagellate erythema がみられる患者は，皮膚筋炎患者の5％程度であることや，抗155/140抗体との関連も最近指摘されている．

Q2 Answer

背部に線状の紅斑をみた時は，皮膚筋炎，ブレオマイシンによる皮膚障害，成人発症 Still 病，しいたけ皮膚炎を鑑別に挙げる必要がある．ブレオマイシンによる場合は，褐色調を呈し，scratch dermatitis, linear pigmented streak などとも呼ばれる (図2)．成人発症 Still 病は，熱発とともに出現し解熱とともに消退する，サーモンピンク調の淡い紅斑が定形疹であるが，ほかにも様々な皮疹がみられることが最近わかってきた．そのうち，特に persistent pruritic papules and plaques と呼ばれるものは，背部や腰部，胸腹部に，鱗屑を伴う紅斑ないし軽度角化性の褐色局面がみられ，組織学的に，角層や表皮内に個細胞角化がみられるのを特徴とする (図3)．

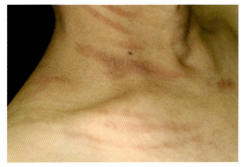

図2　頸部の flagellate erythema
頸部に線状の紅斑を認める．

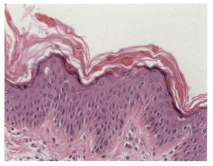

図3　persistent pruritic papules and plaques の病理組織所見
角層に個細胞角化を認める．

皮膚筋炎は多彩な皮膚症状を呈するが，逆にいえば，いくつかの症状が揃えば皮膚症状から皮膚筋炎と診断するのは比較的容易であり，皮膚科医は皮膚筋炎の皮疹に精通しておく必要がある．

紅斑

症例 22

63歳，男性
主　訴：体幹の皮疹，発熱，頭痛，全身倦怠感．
既往歴：糖尿病，腎不全，高血圧症．
現病歴：11月に感冒様症状が出現したため，市販の風邪薬を服用したところ，翌日から体幹を中心とする皮疹が出現した．このため，掛かりつけの内科を受診したところ，37度台の発熱があり，薬疹やウイルス性疾患などが疑われ，同日当科を紹介された．
皮膚所見：体幹を中心に，上肢と大腿部に母指頭大までの，辺縁が不鮮明な播種状紅斑丘疹型の中毒疹様の紅斑が散在していた（図1）．

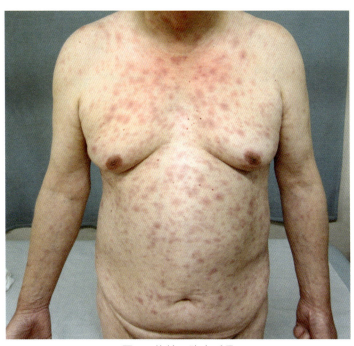

図1　体幹の臨床所見

Question 1　考えられる疾患は？

Question 2　診断に至る検査は？

Question 3　この疾患の臨床症状の特徴は？

Question 4　治療は？

Q1 Answer　ツツガムシ病

　自験例では，発熱し感冒様症状が出現して風邪薬を服用した後，全身に播種状紅斑丘疹型の中毒疹様の紅斑がみられているので，前医が考えたように薬疹のほか，細菌やウイルス感染症なども考えられた．自験例の紅斑は辺縁が不鮮明で淡いのが特徴で，秋（11月）発症であることからツツガムシ病も疑われた．このため，ツツガムシの刺し口を探してみたところ，左膝窩部に 8×4mm の痂皮を伴う 5×3cm の暗赤色の紅斑がみられ，この紅斑は刺し口を強く示唆した（図2）．自験例の一般検査では，白血球 11400/μl（好中球 81.2%，リンパ球 13.1%，単球 5.5%，好塩基球 0.2%，好酸球 0.0%），AST 35 IU/l，ALT 27 IU/l，LDH 476 IU/l，CRP 29.13mg/dl，尿蛋白（2＋），尿糖（±）であった．

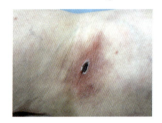

図2　左膝窩部の刺し口
左膝窩部に痂皮を伴う暗赤色の紅斑がみられ，
この紅斑は刺し口を強く示唆した．

Q2 Answer

　ツツガムシ病は，ツツガムシの幼虫に刺咬されることによって，1%未満の割合でツツガムシが含有するリケッチア〔*Orientia* (*O.*) *tsutsugamushi*〕が体内に入り発症する感染症である．このリケッチアには 6 種類 8 型（台湾系 Gilliam 型，Japanese Gilliam 型，Japanese Karp-1 型，Japanese Karp-2 型，Kato 型，Irie（Kawasaki）型，Hirano（Kuroki）型，Shimokoshi 型）がある（表1）．ツツガムシ病の確定診断は，①間接免疫ペルオキシダーゼ法（IP 法），②間接免疫蛍光抗体法（IF 法）および③分子生物学的検査法（PCR 法）がある．これらの方法によっ

表1　6種類8型の *O. tsutsugamushi* と主な媒介ツツガムシ（図3）との関係

Orientia tsutsugamushi の型		ツツガムシの種類と地理的分布	
血清型（血清学的）	DNA型（PCR法）		
1. Gilliam（ビルマ）	台湾系 Gilliam	デリーツツガムシ	沖縄県宮古列島
	Japanese Gilliam	フトゲツツガムシ	全国（南西諸島では希薄）
2. Karp（ニューギニア）	Japanese Karp-2		
	Japanese Karp-1	アラトツツガムシ？	全国（北日本に多い）
3. Kato	Kato	アカツツガムシ	秋田県（山形県，福島県，新潟県）
4. Irie（Kawasaki）	Irie（Kawasaki）	タテツツガムシ	山形県北部〜岩手県南部以南
5. Hirano（Kuroki）	Hirano（Kuroki）	タテツツガムシ？	
6. Shimokoshi	Shimokoshi	不明	東北地方と北陸地方

て，原因リケッチアを特定できれば，刺したツツガムシを特定できる（表1）．

同様の発熱などの全身症状，紅斑および刺し口は，ツツガムシ病のみならず日本紅斑熱（原因リケッチアである *Rickettsia japonica* を有するフトゲチマダニなど約8種類のマダニに刺されて感染する）でもみられるため，臨床症状だけでは両者の鑑別が困難である．このため，ツツガムシ病の *O. tsutsugamushi* と日本紅斑熱の *Rickettsia japonica* の有無を同時に検索するのが理想的である．

自験例では，表2に示すようにIrie（Kawasaki）型の初感染免疫であるIgMが陽性で最も高い20,480倍値を示しているため，自験例は，Irie（Kawasaki）型 *O. tsutsugamushi* 感染によるツツガムシ病と診断され，タテツツガムシの幼虫が刺咬したことになる．自験例では，刺し口の痂皮をPCR法で検索し，Irie（Kawasaki）型 *O. tsutsugamushi* 感染を確認した．

表2 自験例におけるツツガムシ病と日本紅斑熱の抗体価（単位：倍）

検査方法と疾患別使用抗原		初診時		1週後	
間接免疫ペルオキシダーゼ法		IgG	IgM	IgG	IgM
ツツガムシ病 *Orientia tsutsugamushi* の型	Japanese Gilliam	80	1280	2560	5120
	Japanese Karp –2	80	＜40	1280	40
	Kato	80	＜40	1280	40
	Irie（Kawasaki）	640	20480	10240	20480
	Hirano（Kuroki）	80	40	1280	40
	Shimokoshi	80	＜40	320	＜40
日本紅斑熱	*Rickettsia japonica*	＜40	＜40		

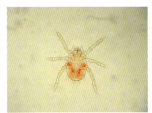 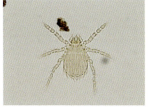 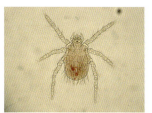

アカツツガムシの幼虫　　フトゲツツガムシの幼虫　　タテツツガムシの幼虫

図3 主な媒介ツツガムシの幼虫
いずれも大きさは約0.2mmである．

Q3 Answer

ツツガムシの幼虫がヒトの皮膚を刺咬して *O. tsutsugamushi* による感染が成立すると，1週間から10日間の潜伏期間を経て，発熱，倦怠感，頭痛，食欲不振，リンパ節腫脹，体幹や顔面への播種状紅斑丘疹型の中毒疹様の紅斑，通常1個の刺し口などのツツガムシ病特有の全身症状が現れる．紅斑，リンパ節腫脹および刺し口を除けば，これらの症状は感冒やインフルエンザの症状と似ており，診断が遅れる場合がしばしばある．

ツツガムシ病の紅斑は，比較的淡く，紅斑の辺縁が不鮮明であるのが特徴であり，薬疹の

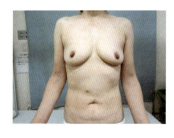

図4 体幹の臨床所見
左上腹部に刺し口がみられるが,体幹には播種状紅斑丘疹型の中毒疹様紅斑がほとんどみられない.

紅斑が比較的濃く,しかも紅斑の辺縁が鮮明であるのと区別できる.しかし,ツツガムシ病の紅斑には,濃いものから淡いものまで様々で,紅斑がみられないツツガムシ病も存在するため(図4),診断に難渋することもある.

ツツガムシ病の刺し口は,刺されたばかりの頃は①紅斑を伴う小丘疹で,次いで②小水疱となり,③直径約5 mmの痂皮を有する直径10〜15 mm程度の紅斑となり,さらに④痂皮が取れて皮膚潰瘍を有する紅斑と変化し,最終的には⑤瘢痕となる.また非典型的な刺し口もある.このため,初診時にはこれらのいずれかの刺し口をみることになる.

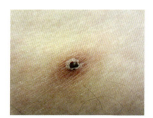 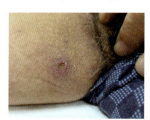 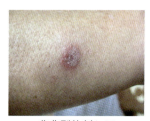

痂皮を有する紅斑　　皮膚潰瘍を有する紅斑　　非典型的刺し口
（左大腿内側部）　　　（右股部）　　　　　　（浸潤を伴う褐色斑：右前腕部）

図5 様々な刺し口

Q4 Answer

自験例は,秋に発症し,発熱,頭痛,倦怠感などの感冒様症状を呈し,刺し口もあるため,ツツガムシ病を強く疑った.入院してミノサイクリン塩酸塩の点滴静注を施行したところ,翌日から解熱し改善した.

ツツガムシ病の治療は,テトラサイクリン系抗菌薬（わが国ではミノサイクリン塩酸塩が頻用される）の点滴静注または内服である.国外ではドキシサイクリンの使用が多い.

発熱し,頭痛,倦怠感などの感冒様症状があり,体幹に薬疹様紅斑がみられ,春か秋に発症すればツツガムシ病を疑う.ツツガムシの刺し口を見つければツツガムシ病として治療を開始し,確定診断のためIP法やIF法などの検査を実施する.

紅斑

症例 23

73歳，男性

主訴　左胸部の紅斑．

既往歴　2年前に胃癌（Borrmann IV型）と診断され，現在も近くの医療施設で定期的に化学療法を受けている．

現病歴　1週間前より左胸腹部に軽度の疼痛と瘙痒を伴う紅斑が出現．

皮膚所見　左側の前胸部から側腹部にかけて辺縁が不規則で，境界不明瞭な帯状の紅斑を認めた．皮疹部に水疱はみられず，浮腫・腫脹も目立たない．体温 37.1℃，血液検査では WBC 11,900/μl, CRP 4.4mg/dl．軽度の貧血・低蛋白血症を認めた．表在リンパ節は触知しない．

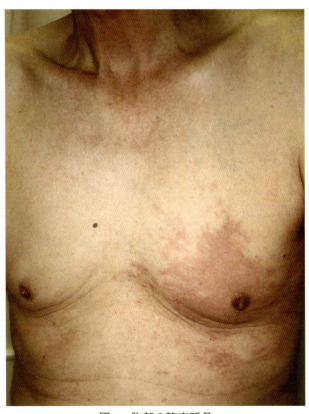

図1　胸部の臨床所見

Question 1　この後の対処は？

Question 2　診断名は？

Q1 Answer　皮膚生検術

鑑別すべき疾患として，①帯状疱疹，②丹毒，蜂窩織炎，③接触性皮膚炎，稀ではあるが④悪性腫瘍皮膚転移などが挙げられる．自験例では，左胸腹部に帯状に分布した紅斑がみられ，軽度の瘙痒・疼痛やCRP上昇も伴っていたことから，帯状疱疹が最も疑われた．しかし，既往歴に胃癌があったことから，鑑別診断のため皮膚生検術を外来で施行した．

Q2 Answer　丹毒様癌（carcinoma erysipelatodes）

左胸部の紅斑からの病理組織像では（図2），表皮に著変はみられないが，真皮浅層には異型細胞が小胞巣状に増殖し，小腺腔を形成する所見や（図3a），リンパ管内に異型細胞が浸潤している像もみられた（図3b）．これらの真皮内の異型細胞はPAS染色陽性，AE1/3でも認識されたため，低分化腺癌の皮膚転移が示唆された．そこで，胃癌と診断された時の生検組織と比較検討を行った結果，胃癌の皮膚転移の特殊型である丹毒様癌と診断した．

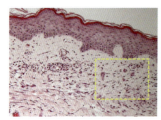
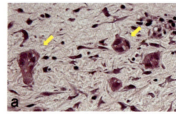
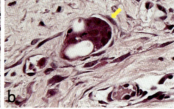

図2　紅斑部の病理組織像（H・E染色，×100）
表皮に著変はみられないが，真皮浅層には異型細胞が散在してみられる．

図3　紅斑部の病理組織像（H・E染色，×400）
真皮内では異型細胞が小胞巣状に増殖し，小腺腔を形成する所見（a）や，リンパ管内に異型細胞が浸潤している像（b）もみられた．

> 丹毒様癌は，リンパ行性転移による癌性リンパ管炎が生じて，あたかも丹毒や蜂巣炎のような急速な紅斑の皮膚進展がみられる．原発巣は乳癌，胃癌，肺癌などの腺癌が多い（Gordon HW, 1932）．

COFFEE BREAK

悪性腫瘍の皮膚転移は臨床像から，①結節性皮膚癌，②硬化性皮膚癌，③炎症性皮膚癌，④その他（表皮行性癌，腫瘍性脱毛など）に大別される．②の特殊型には，皮膚に線維化を伴う板状結節を形成し，鎧に似た外観を呈する鎧状癌があり，③の特殊型には，丹毒様癌がある（Mehregan HA 1976, Brownstein MH 1973）．

紅 斑

症例 24

生後1週,女児

主　訴　全身の紅斑,鱗屑.

家族歴　家族,親類に類症なし.血族婚なし.

現病歴　出生時より全身にびまん性紅斑がみられ,鱗屑,落屑も著明であった.先天性魚鱗癬様紅皮症（常染色体劣性先天性魚鱗癬）を疑われ当院を紹介された.

現　症　頭部,顔面には脂漏性痂皮が固着しており,オムツのあたる被刺激部位には浸潤性の紅斑とびらんが認められた.後頭部の毛髪は粗造で細く短い.一部に折毛,脱毛もみられた.

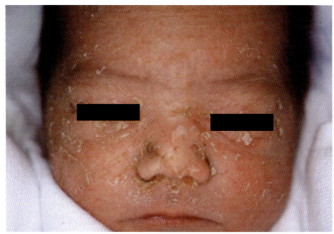
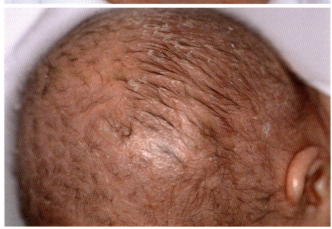

図1　臨床所見

Question 1　診断名は？

Question 2　確定診断に必要な検査は？

Q1 Answer　ネザートン症候群（Netherton syndrome）

Q2 Answer　①皮膚生検術，②毛髪検査，③血液検査など．

　ネザートン症候群（NS）は常染色体劣性遺伝であり，稀な魚鱗癬症候群の一つである．臨床的には1）先天性魚鱗癬，2）毛髪異常，3）アトピー素因を3徴とする．

　NSに特徴的な曲折線状魚鱗癬（ILC）は臨床診断に非常に有用である．すなわち，ILCの皮疹の辺縁は堤防状に隆起しており，両端に鱗屑，痂皮が付着しているため，二重鱗屑縁（double edged scale）と形容される（図3）．病理所見では，角質細胞の早期剥離像や過剰剥離像がみられるのが特徴であり（図4，矢頭），さらに表皮突起の延長と真皮乳頭の突出を伴う乾癬様の表皮肥厚を認め，顆粒層は消失ないし菲薄化している．真皮上層の血管周囲には小円形の細胞浸潤もみられる．

　また，結節性裂毛などの毛髪異常も診断に有用であり，光顕やダーモスコープ（トリコスコピー）で観察すると，竹節状，結節状となっており（bamboo hair），走査型電顕では毛髪の遠位部が近位部に向かって陥入する陥入性裂毛（trichorrhexis invaginata）としてみられる（図5a，b）．

　3番目のアトピー素因としては，アトピー性皮膚炎（AD）がほとんどの患者に生じるが，蕁麻疹，気管支喘息，アレルギー性鼻炎，過敏性腸炎などのアレルギー症状も頻繁に合併する．血清IgE値の上昇は出生後，食餌抗原，環境抗原など様々な抗原に対して徐々に陽性となってくることが多いので定期的にモニタリングを行うほうがよい．

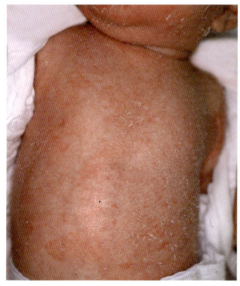
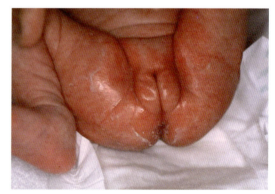

図2　臨床所見

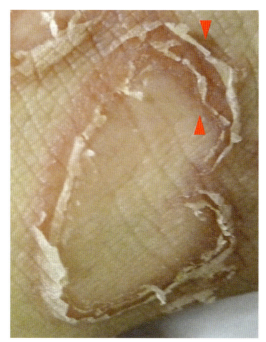

図3 二重鱗屑縁（矢頭）を有する曲折線状魚鱗癬の皮疹

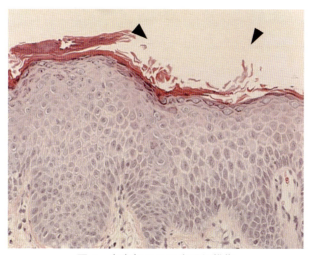

図4 皮疹部からの病理組織像

その他にも，④抗LEKTI抗体による免疫染色，⑤角層中の剥離酵素活性の測定，⑥SPINK5の遺伝子解析なども本症を確定診断するために有用であるが（水野ら，日皮会誌2006），いずれも専門施設に依頼する必要がある．

本症の治療は，出生時には水分・電解質異常の是正が大切である．乳幼児期の再発性感染症には，外用療法，内服療法などが必要である．その後は加齢とともに症状がむしろ軽快することが多いが，皮膚科医からのスキンケア，生活指導を生涯にわたり必要とする．

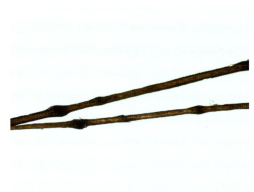
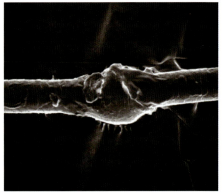

a. 光顕像　　　　　　　　　　　　b. 電顕像

図5　ネザートン症候群にみられた毛髪の異常所見
毛髪異常として，竹節状の陥入性裂毛が特徴的である．

本症の一部の症例では，魚鱗癬や毛髪異常が目立たないこともあるため，重症の乳児アトピー性皮膚炎や先天性魚鱗癬様紅皮症を疑われて受診することもある．また，出生直後では血清IgE値の上昇もみられないことが多いため，本症を疑った場合には頭髪や眉毛などの形態を繰り返しチェックすることも大切である．

COFFEE BREAK

ネザートン症候群の患者に対する外用薬の使用

　本症の患者に対しての外用療法の留意点として，表皮のバリアー機能が大きく低下しているために外用薬の経皮吸収が著しく亢進しており，血中に与える影響が無視できないという点が挙げられる．特にタクロリムス外用薬の場合は，継続的に外用を行うことにより，容易に血中濃度が上昇し，高血圧や腎障害の発生，また細菌・ウイルスなどの二次感染が生じやすくなるため，すでに本症に対する処方は添付文章においても禁忌となっている．

　また，その他にステロイド外用薬では医原性クッシング症候群，ビタミンD_3の外用薬でも高カルシウム血症などの副作用が懸念される．同様にゲンタシン軟膏の外用では難聴や腎障害，広範囲のサリチル酸ワセリンの外用はサリチル酸中毒による神経障害の発生など，その全身性の副作用について考慮する必要がある．本症の治療を担当する皮膚科医は，このような危険性を十分に認識して，外用療法を指導する．

紅斑

症例 25

60歳, 男性

主訴: 全身の潮紅.

既往・家族歴: 特記すべきことなし.

現病歴: 約2年前から, 顔を含むほぼ全身の皮膚に赤みがあり, 痒みを伴っていた. 赤みと痒みが徐々に強くなってきた. 発熱や全身倦怠感などの自覚症状はない.

皮膚所見: ほぼ全身の皮膚にびまん性の潮紅がみられ, 細かい鱗屑を伴っていた (図1). 頸部, 腋窩, 鼠径部などの表在リンパ節を多数触知した.

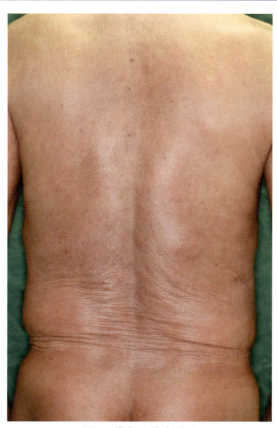

図1 背部の臨床所見

Question 1 鑑別すべき疾患を挙げよ.

Question 2 確定診断に必要な検査は？

Question 3 治療方針は？

Q1 Answer 紅皮症を示す疾患を鑑別する．

臨床像からこの例が紅皮症であることは確実であろう．紅皮症とは体表面積の80％以上に紅斑あるいは潮紅がみられる状態であり，その原因には多数の疾患が知られている(表1)．症例が中高年以降の男性に発症していることから，先天性魚鱗癬様紅皮症などは除外されるが，表1のほとんどの疾患が鑑別疾患となりうる．

この症例は全身にびまん性潮紅がみられるが，紅皮症患者の中には一部に健常皮膚が残っていることも多く，その場合，健常部と病変部の境界を観察すると基礎疾患を推測させる個疹が見出せることがある（図2, 3）．

表1　紅皮症を起こす主な疾患

1. 湿疹・皮膚炎群 　　アトピー性皮膚炎 　　自家感作性皮膚炎 　　老人性紅皮症 2. 角化異常症 　　乾癬 　　毛孔性紅色粃糠疹 　　先天性魚鱗癬様紅皮症 3. 自己免疫性疾患 　　落葉状天疱瘡 　　水疱性類天疱瘡 　　紅斑性狼瘡	4. 感染症 　　ウイルス性（麻疹，風疹，HIV など） 　　ブドウ球菌性熱傷様皮膚症候群 5. 腫瘍性疾患 　　菌状息肉症 　　セザリー症候群 　　白血病 　　悪性リンパ腫 6. その他 　　薬疹 　　丘疹－紅皮症症候群 　　移植片対宿主病（GVHD）

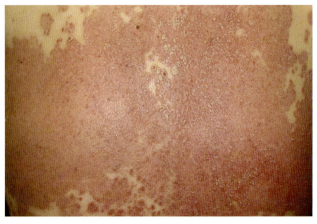

図2　乾癬性紅皮症
ほぼ全身に薄い鱗屑を付着した潮紅がみられるが，背部の一部に健常皮膚があり，病変との境界では厚い鱗屑を付着した丘疹がみられ，乾癬からの紅皮症であることを推測させる．

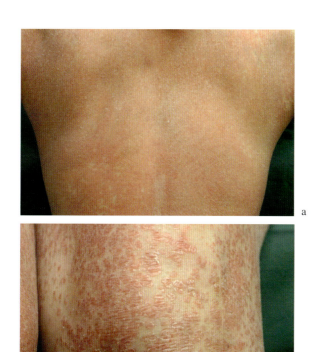

図3 毛孔性紅色粃糠疹からの紅皮症
体幹・四肢に紅色丘疹とそれが融合したびまん性潮紅がみられるが，膝蓋では薄い鱗屑を付着した丘疹が毛孔一致性にみられるところがあり，基礎疾患が毛孔性紅色粃糠疹であることを推測させる．

Q2 Answer　皮膚生検が有用であり，その結果を踏まえてさらに末梢血液像，血清抗HTLV-1抗体検査，全身CT検査（PET-CTを含む），骨髄検査などを行う．

　まずは紅皮症の基礎疾患を鑑別する目的で皮膚生検を行い，一般的な血液・生化学検査を行った．この例では，真皮内に異型リンパ球がびまん性に浸潤している像がみられ，表皮内走入も観察された（図4）．異型リンパ球の表面マーカーはCD3＋，CD4＋，CD8＋（少数），CD5＋，CD7−であった．皮膚生検所見から，菌状息肉症，セザリー症候群，成人T細胞白血病／リンパ腫などが鑑別疾患として絞られた．末梢血液像の観察から，図5に示すような，大型の核でくびれが目立つ異型性を示すリンパ球様の細胞が多数（1,000個/μL以上）観察された．血清抗HTLV-1抗体は陰性であり，PET-CT検査では全身性にFDG異常集積を伴う表在リンパ節腫大が認められた．骨髄像には異常なく，リンパ節生検においても異型細胞の増殖像はなかった．生検皮膚組織を用いてT細胞受容体の遺伝子再構成を調べた結果，異型リンパ球の腫瘍性増殖が確認された．

　以上の所見より，自験例はセザリー症候群と診断された．

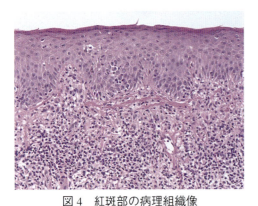

図4 紅斑部の病理組織像
（H・E染色, ×100）
真皮内に異型リンパ球がびまん性に浸潤し，一部は表皮内走入を認めた．

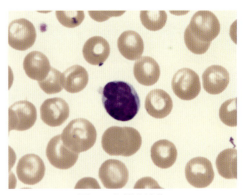

図5 末梢血液像
（ギムザ染色, ×1000）
末梢血液中に大型で核にくびれがある異型リンパ球を認めた．

Q3 Answer 皮膚悪性腫瘍ガイドライン（2011年版）を踏まえて検討する．

　日本皮膚科学会が示す皮膚悪性腫瘍ガイドライン（2011年版）において，セザリー症候群に対して推奨される治療は，体外光化学療法，全身皮膚電子線療法，化学療法，およびそれらとインターフェロンαの併用であるが，いずれも推奨度はC1とされている．また，セザリー細胞数が少ない場合は，菌状息肉症の病期ⅢBに準じてBRM療法（エトレチナート，インターフェロン-α，インターフェロン-γ）と局所療法（PUVA, 全身皮膚電子線）を組み合わせる治療を選択してもよいとされる．

高齢者の紅皮症を起こす疾患として湿疹続発性紅皮症が最も多いが，紅皮症の患者に遭遇したら，必ず他の鑑別すべき疾患を念頭において，血液検査と皮膚生検を行う．セザリー症候群の診断は，紅皮症，表在リンパ節腫瘍，末梢血中での異型リンパ球出現（1,000個/μL以上）により確定されるが，皮膚生検の所見が診断上有用である．

紅斑

症例 26

32歳，男性
主　訴：略全身にわたる多数の紅斑局面.
既往・家族歴：特記すべきことなし.
現病歴：6年前フィリピンから来日．4年前から足背部，その後顔面，体幹に紅色の皮疹出現．
皮膚所見：境界明瞭な浸潤を伴う数mmから8cm大までの紅斑局面が多数あり（図1）．局面は隆起性であり，その中央部はやや陥凹．表面は水々しいもの，わずかに鱗屑を付着しているものなどあり．

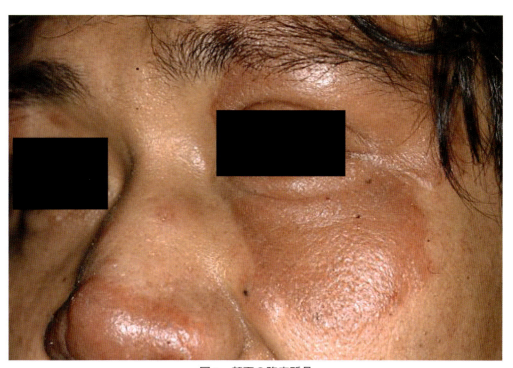

図1　顔面の臨床所見

Question 1 最も考えられる疾患は？

Question 2 確定診断に必要な検査は？

Q1 Answer　ハンセン病

全身に浸潤のある紅斑が多数ある．鑑別疾患はリンフォーマ，Sweet病，中毒疹，薬疹，サルコイドーシス，環状肉芽腫，扁平苔癬，ハンセン病など多数ある．自験例では外国人であり，徐々に出現してきているので，リンフォーマ，サルコイドーシス，ハンセン病などが考えられる．皮疹の中には隆起性で中心治癒傾向がある紅色局面がある（図2）．右大耳神経は肥厚していた．また皮疹部の知覚は軽度低下していた．知覚低下を伴う皮疹と神経症状（知覚低下，神経肥厚）があるので，ハンセン病をまず第一に考え，らい菌の検出の検査と病理組織検査を行う．

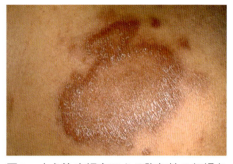

図2　中心治癒傾向のある隆起性の紅褐色斑局面

Q2 Answer　神経学的検査と菌学的検査，病理組織学的検査を行い診断を確定．

まず神経学的検査では，皮疹部と手足の知覚（触・痛・温度覚）を検査する．楊枝やペン先などで軽く皮疹部を刺すことで痛覚をチェックできる．また頸部の大耳神経，尺骨神経，正中神経，膝窩の総腓骨神経の圧痛や肥厚などを検査する．運動神経障害は主に手・足に現れる．神経内科とも連携して検査を行う．

らい菌の検出は皮膚スメア検査（図3），病理組織検査（Fite染色），PCR検査から複数のものを行う．その他病理組織検査で泡沫細胞，巨細胞，類上皮細胞性肉芽腫，末梢神経への細胞浸潤などの所見を検索する．

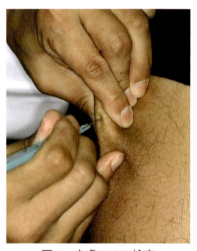

図3　皮膚スメア検査
皮膚を強くつまみ上げ（血液の混入をさける），メスで真皮の組織液をかき出す（必ず手袋をすること）．抗酸菌染色をして1,000倍（油浸）で検鏡する．

> 繰り返すヤケドや外傷は痛覚・温度覚低下を考え，必ずハンセン病を鑑別する．早期診断・早期治療で後遺症なく治癒する．

紅斑以外の色素斑

症例 27

90歳，女性
主　訴：右頬部の褐色斑と黒色結節．
家族歴：特記すべきことなし．
現病歴：10年前より右頬部に褐色斑が出現した．徐々に拡大し，3週間前から一部が隆起してきた．
皮膚所見：右頬部に直径28 mm大の染みだしや濃淡を伴う褐色斑を認めた．褐色斑内に15×10 mm大の黒色結節が生じていた（図1）．

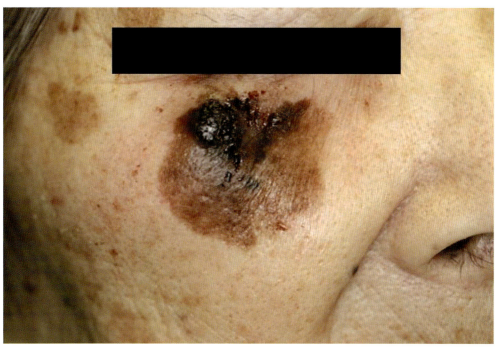

図1　顔面の臨床所見
濃淡のある褐色斑を認めた．褐色斑内に黒色結節が生じていた．

Question 1　診断名は？

Question 2　治療方針は？

Q1 Answer　悪性黒色腫（悪性黒子型；lentigo maligna melanoma）

　顔面の黒褐色斑を診察した場合に鑑別すべき疾患として，色素性母斑，脂漏性角化症，基底細胞癌，悪性黒色腫，老人性色素斑などを考える．

　この症例では，非対称性の形状（asymmetry），不規則な境界（border irregularity），多彩な色調（color variation），6mm 以上の大きな直径（diameter enlargement）の臨床的特徴を呈していた．

　ダーモスコピーで非対称性の multicomponent pattern，blue-whitish veil，びまん性の色素沈着を示す obliterated hair follicles などの悪性黒色腫に特徴的な所見 (図2) が認められたため，手術予定を組み生検を施行した．病理組織学的には，明るい細胞質を有する異型なメラノサイトが胞巣を形成していた．一部の細胞ではメラニン産生がみられた．(図3)．

Q2 Answer　広範な切除を実施

　所属リンパ節が腫大していればリンパ節郭清，腫大がなければセンチネルリンパ節生検を施行する．

　根治手術後はIb期以上の症例に対してはDTIC（ダカルバジン），ACNU（ニドラン），VCR（ビンクリスチン），インターフェロンβ局注を組み合わせたDAV-feron療法などの術後補助化学療法を施行する．新規治療薬として，BRAFV600変異阻害薬やCTLA4阻害薬などの分子標的薬が検討されている．

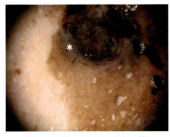

図2　ダーモスコピー像
Blue-whitish-veil（*）を認めた．

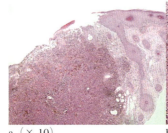 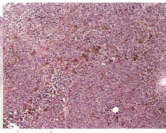

a（×10）　　　　　b（×400）
図3　病理組織像（H・E染色）
明るい細胞質を有する異型メラノサイトが胞巣を形成していた（a, b）．一部にメラニンの産生がみられた（b）．

　悪性黒色腫は皮膚腫瘍の中でも悪性度が高い．臨床所見やダーモスコピー所見，病理組織所見から早期に診断し治療することが重要である．生検をする場合は，可能であれば全切除生検を行い，また早期に手術できるように予定を組むことが望ましい．

紅斑以外の色素斑

症例 28

5歳，男児
主訴：体幹の褐色斑．
既往・家族歴：特記すべきことなし．
現病歴：生後まもなくから体幹に，自覚症状を欠く褐色斑が多発してきた．
皮膚所見：体幹に，軽い浸潤を伴うクルミ大までの褐色紅斑が多発してみられる（図1）．

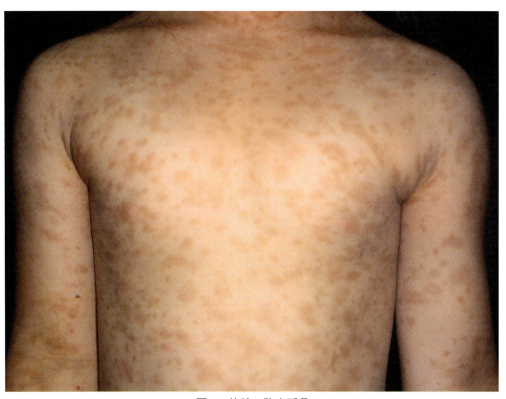

図1　体幹の臨床所見

Question 1 診断は？

Question 2 注意すべき点は何か？

Q1 Answer　小児の肥満細胞症

　小児，成人どちらにも起こりうるが，圧倒的に小児例が多い．

　小児の肥満細胞症は，単発性，多発性どちらもあり，単発型は，やや黄色調で光沢を伴うもの，結節状を呈するもの，水疱を形成するもの，など多彩である．多発型は，浸潤の少ない褐色斑や結節を呈し，数か所〜全身に多発するものまである．病変部を擦ると，肥満細胞の脱顆粒により膨疹が誘導される（Darier sign）（図2）．組織学的に，真皮上層に肥満細胞が密に浸潤し，トルイジンブルー染色で青く濃染される（図3）．これに対し，成人の肥満細胞症は，体幹に小豆大の褐色調皮内硬結が多発し，自然消退はない（図4）．

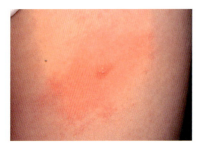

図2　Darier sign
皮疹を擦ったあとに誘発された膨疹．

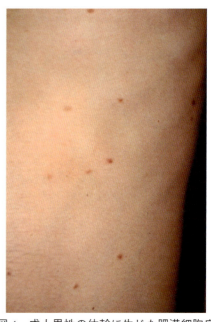

図4　成人男性の体幹に生じた肥満細胞症

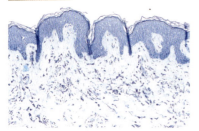

図3　病理組織像（トルイジンブルー染色）
青く染まる肥満細胞が多数みられる．

Q2 Answer

　入浴，食事，過度の運動や摩擦などにより，消化器症状，動悸，呼吸困難，頭痛，ショック症状を呈することがあるので注意を要する．肥満細胞から脱顆粒によりヒスタミンが急激に放出されることによる．

小児の体幹に，浸潤を伴う紅斑，局面，光沢を有する局面，などをみた場合，本症を考える必要がある．

紅斑以外の色素斑

症例29

24歳，男性
主訴｜手背・足背の色素異常．
既往・家族歴｜特記すべきことなし．
現病歴｜幼少期から手背・足背に色素異常を認めた．
皮膚所見｜両手背・足背に脱色素斑と色素斑が混在している（図1）．色素斑は正常皮膚色から色素増強まで様々であった．

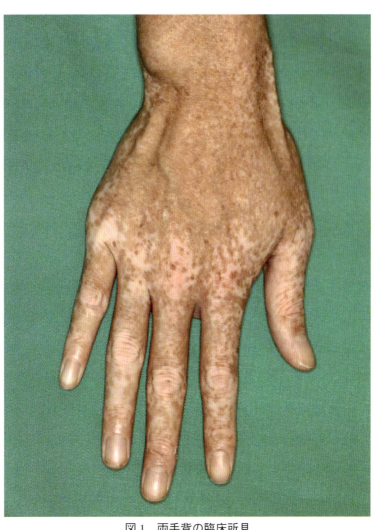

図1　両手背の臨床所見

Question 1 考えられる疾患は？

Question 2 ダーモスコピー所見は？

Q1 Answer　遺伝性対側性色素異常症

　遺伝性対側性色素異常症（遠山）は，*ADAR1* の遺伝子異常で生じる常染色体劣性遺伝の疾患である．指趾・手足背を主体とした小型の脱色素斑と色素斑の混在と顔面には雀卵斑様色素斑の散在が特徴である．前腕下腿伸側にも生じうるが遠位端ほど病勢が強い．足背の色素異常は手背と比較して軽症である．手背に色素増強を生じる主な疾患として，老人性色素斑（日光黒子），網状肢端沈着症（北村），後天性真皮メラノサイトーシス，LEOPARD 症候群などがある．手背に色素脱失を生じる主な疾患として，尋常性白斑，脱色素性母斑，美白剤（ロドデノール）による脱色素斑，化学物質による脱色素斑などがある．色素斑と脱色素斑が混在する疾患は他に遺伝性汎発性色素異常症（遠山・市川・平賀），Familial progressive hyper-and hypopigmentation があるが，ともに体幹・四肢にも病変がある．

Q2 Answer　多彩な色素斑と脱色素斑病変が観察できる．

　ダーモスコピーが診断に有用である（図2，3）．

　色素斑病変部では 0.5 〜 1.5 mm 大の様々な斑が連なって色素斑を形成していることが観察できる（図2）．脱色素斑部では 0.5 〜 1.5 mm 大の様々な斑が脱色素斑の中に散在性に存在している（図3）．またそれぞれの斑の色調・形状は多彩である．

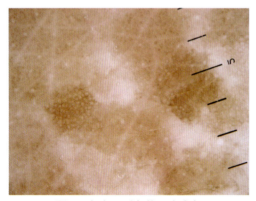 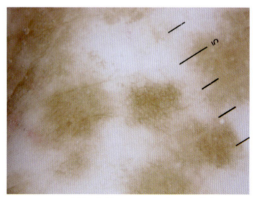

図2　色素斑が主体の病変部　　　　　　　　図3　脱色素性母斑が主体の病変部
　　　　　　　　　　　　　　　　　　　　　　（Journal of Dermatology 2011; 38: 91-93. より）

網状肢端色素沈着症（北村）は *ADAM10*，遺伝性汎発性色素異常症（遠山・市川・平賀）は *ABCB6* と他の2つの遺伝子領域の変異が同定されている．

紅斑以外の色素斑

症例 30

74歳，女性
主　訴：下腿の紅斑．
既往・家族歴：特記すべきことなし．
現病歴：10年前から自覚症状の乏しい紅斑が出現した．
皮膚所見：両下腿伸側に境界明瞭な紅色・黄色調の萎縮性局面を認めた．ところどころには毛細血管拡張が透見できる．

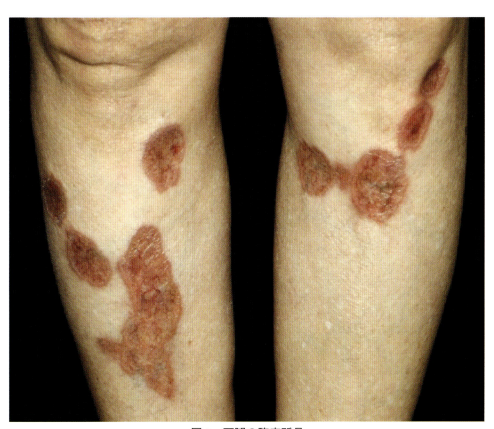

図1　下腿の臨床所見

Question 1　診断名は？

Question 2　本症に合併する内科疾患は？

Q1 Answer　脂肪類壊死症

　下腿前面の紅褐色萎縮性局面を診察した場合に鑑別すべき疾患として，脂肪類壊死症，サルコイドーシス，局面型の前脛骨部色素斑，熱傷や外傷後の瘢痕などがある．中年女性の前脛骨部に両側性にみられ，不規則な境界明瞭な黄褐色の局面を呈し，毛細血管拡張が目立ち，光沢を有することより脂肪類壊死症を最も考える．

　診断確定のためには皮膚生検が必要である．脂肪類壊死症では病理組織学的に真皮中層に結合組織の類壊死と多核巨細胞を混じる肉芽腫を認める（図2）．治療として副腎皮質ステロイドの外用が行われるが，反応は決してよくない．

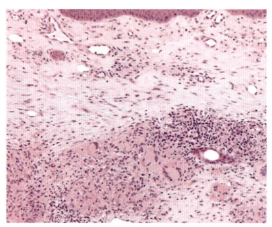

図2　病理組織像（H・E染色，×100）
真皮中層に多核巨細を混じる肉芽腫を認めた．

Q2 Answer　糖尿病

　脂肪類壊死症で留意すべき点は糖尿病の合併である．脂肪類壊死症は膠原線維の変性疾患で糖尿病に伴うことが多いとされている．病因は微小血管障害に基づく真皮の変性・再生と考えられている．しかしながら受診時に耐糖能が正常であることもあり，糖尿病に先行して出現してくることもあるので脂肪類壊死症と診断すれば長期の観察が必要である．血液検査の結果，この例では糖尿病の合併は認めなかった．

中年女性の下腿前面の萎縮性局面をみたら脂肪類壊死症を疑う．糖尿病を合併する症例や糖尿病に先行する症例もあるため，糖尿病の検査や注意深い経過観察が必要である．

紅斑以外の色素斑

症例31

92歳，女性

主 訴	両足趾のチアノーゼ，疼痛，冷感．
既往歴	心筋梗塞．
現病歴	アスピリン，硫酸クロピドグレル内服中．心臓カテーテル検査の2週後より両足趾の冷感，チアノーゼ，疼痛を認める．
検査所見	白血球 10290/μl，好酸球 22％，赤血球 325万/μl，ヘモグロビン 8.8g/dl，ヘマトクリット 26.8％，血小板 32.6万/μl，LD 220U/L，CK 50U/L，UN 56mg/dl，Cr 2.09mg/dl，CRP 9.95mg/dl，T-Chol 153mg/dl，TG 100mg/dl，血糖 93mg/dl，HbA1c 5.4％，PT 72.3％，PT（sec）14.1秒，PT（INR）1.16，D-Dimer 9.8μg/ml
皮膚所見	右4趾，左4, 5趾が暗紫色を呈し，冷感，疼痛を認めた．足底外側に弱い網状皮斑あり．両側足背動脈触知良好．

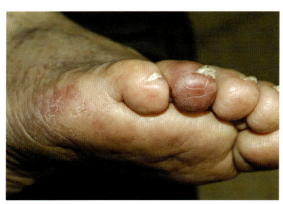
図1　右足趾・足底の臨床所見

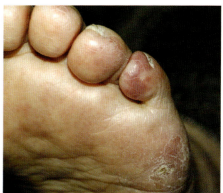
図2　左足趾・足底の臨床所見

Question 1 最も考えられる疾患と鑑別疾患は？

Question 2 確定診断に必要な検査は？

Question 3 注意すべき合併症は？

Q1 Answer　コレステロール結晶塞栓症（CCE）

鑑別疾患：凍瘡，閉塞性動脈硬化症，糖尿病性壊疽，抗リン脂質抗体症候群，クリオグロブリン血症，結節性多発動脈炎，Buerger病，血栓症，膠原病に伴う血管炎など．

Q2 Answer　皮膚生検によるコレステロール裂隙像の証明

Q3 Answer　腎機能障害，消化器症状（腹痛，腸管壊死・穿孔，下血），急性膵炎，筋肉痛，脳血管障害（一過性脳虚血発作，黒内障，脳梗塞），狭心症，心筋梗塞，視力障害など．

　心臓カテーテル検査など血管内操作の既往や抗凝固療法施行中，下肢を中心に疼痛，網状皮斑，壊疽，チアノーゼ，潰瘍，紫斑などを認めた場合は，CCEを疑う．大血管壁の粥状硬化巣が崩壊し，コレステロール結晶が播種されて発症する．局所の炎症や二次的血管炎も誘発されるため，血中好酸球が高値を示す．確定診断は，病理組織学的に血管内にコレステロール裂隙の証明を行う．細小動脈レベルに閉塞するため，足背動脈は触知できる．高率に腎機能障害を認め，消化管，膵臓，筋肉，脳・心臓，眼などに障害をきたすことがある．

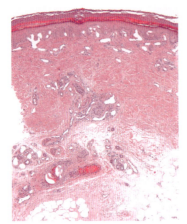

図3　病理組織像（H・E染色，×40）
真皮・皮下組織の血管が著明に拡張している．

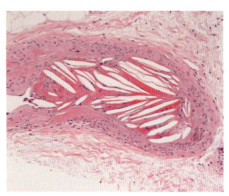

図4　病理組織像（H・E染色，×200）
皮下組織の血管内腔に紡錘形の裂隙形成と，フィブリンによる閉塞像を認める．

　CCEの診断には生検が必須！　血管内コレステロール裂隙像が認められれば確定するが，確認できない例も多い．真皮・皮下組織の著明な血管拡張像も特徴的である．皮下組織まで含めた生検を行い，多切片による確認が必要．また複数箇所の生検が勧められる．

水疱

症例32

80歳,男性

主　訴	発熱とほぼ全身性の紅斑・水疱・びらん.
既往・家族歴	特記すべきことなし.
現病歴	初診の5日前,咽頭痛のために近医を受診し,消炎鎮痛薬および抗菌剤を処方された.その3日後から40℃近くの発熱を伴って全身に紅色皮疹が生じ,一部がびらんとなってきた.紅斑部に触れると激しい痛みを伴っていた.
皮膚所見	顔,体幹に弛緩性水疱とびらんを伴うびまん性潮紅が広範囲にみられた(図1).四肢の紅斑はターゲット様を呈した.口唇および口腔粘膜にびらんがみられた(図2).結膜充血があり,角結膜上皮欠損を伴う急性結膜炎と診断された.

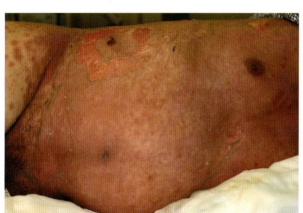

図1　体幹から大腿の皮膚所見

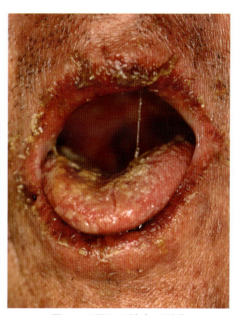

図2　口唇と口腔内の所見

Question 1　診断名は？

Question 2　治療方針は？

Question 3　この後の対処は？

Q1 Answer　TEN（toxic epidermal necrolysis；中毒性表皮壊死症）

　臨床像から，TEN と診断することはさほど困難ではないと思われる．すなわち，ほぼ全身に潮紅と多数の紅斑がみられ，体表面積の 10％以上に水疱あるいはびらんがみられること，さらにこの 38℃以上の発熱があり，両眼の角結膜上皮欠損を伴う急性結膜炎と診断されたことを合わせると TEN の診断基準を満たした．

　診断確定の目的で皮膚生検を行ったところ，表皮下水疱と基底細胞を中心とした多数の表皮細胞壊死が確認され，衛星細胞壊死（satellite cell necrosis）の像もみられた（図 3a, b）．

　鑑別診断には，ブドウ球菌性熱傷様皮膚症候群が挙げられるが，臨床経過ならびに生検組織像から TEN と確定診断された．

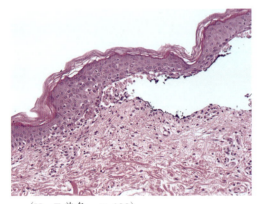

a．（H・E 染色，×100）
表皮下水疱を認めた．

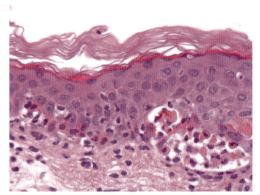

b．（H・E 染色，×400）
表皮基底層を中心に多数の表皮細胞壊死がみられ，衛星細胞壊死の像を認めた．

図 3　衛星細胞壊死の病理組織像

Q2 Answer　副腎皮質ステロイドの全身投与を含めた全身療法を積極的に行う．軽快後は，なるべく原因薬剤の同定を行う．

　最初に被疑薬の中止を行う．TEN は時に致死的な経過をたどることが知られており，まずは救命を含めた全身管理，すなわち補液や栄養管理，感染防止が必要である．

　合わせて重症薬疹に対する治療として，副腎皮質ステロイドの全身投与を行う．標準的には，初期量をプレドニゾロン 1～2mg/kg/日とし，きわめて重症と考えられた場合にはステロイドパルス療法（メチルプレドニゾロン 500～1,000mg/日を 3 日間投与）を考慮する．ステロイド全身投与の効果が乏しい場合は，ヒト免疫グロブリン製剤静注療法や血漿交換療法を考慮する．局所的に細菌感染対策を行う．

　治療上重要なことに粘膜疹に対する治療がある．TEN の後遺症として重篤なものに視力障害やドライアイがあり，眼病変に対しても積極的な治療を行う．また，口腔，尿道，肛門などの粘膜病変についても対症的に治療する．

Q3 Answer 原因薬剤の同定を行い，今後の注意事項を説明する．

　全身状態および皮膚症状の改善を待って，原因薬剤の同定および今後の指導を行うことが必要である．原因薬剤の同定には，薬剤リンパ球刺激試験（DLST）やパッチテストがあるが，内服試験はきわめてリスクが高いので勧められない．原因薬剤の同定を目的としたDLSTを行う時期についてはまだ一致した見解はないが，発症後まもなくの急性期と軽快後の2ポイントが望ましいとされる．また，DLSTの陽性率は30％程度とされ，残りの症例では原因薬剤が不明である．しかしながら，TENを再発するとさらに重篤な経過をとることが推測されるので，各種検査で原因薬剤が同定されなかった場合は，可能性のある薬剤を被疑薬として，今後は使用しないように説明する．

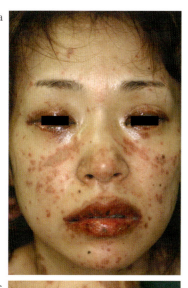
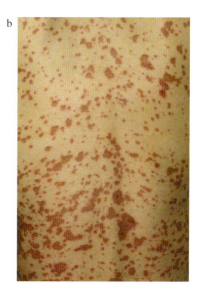
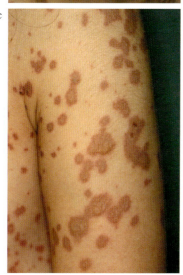

a. 顔面には水疱を伴った紫紅色斑が散在し，結膜充血および口唇にびらんがみられる．
b. 背部では紫紅色斑が散在し，一部はターゲット様を示す．
c. 左上腕の紫紅色斑は弛緩性の水疱を伴っている．

図4　Stevens-Johnson症候群の症例：31歳，女性（参考例）

Side Memo

表1にわが国において報告されたTENの主な原因薬（被疑薬）を示す．なお，報告例数が比較的多い薬剤を列挙したものであって，これらの薬剤がTENを起こしやすいということを意味するものではない．表には日常の臨床現場でしばしば用いられる薬剤が含まれており，TENの原因薬は特定の薬剤ではないことがわかる．

表1　TENの主な被疑薬

抗菌薬	抗てんかん薬
・セフェム系	・カルバマゼピン
・ピリドンカルボン酸系	・フェニトイン
・ペニシリン系	・ゾニサミド
解熱鎮痛消炎薬	・バルプロ酸ナトリウム
・ロキソプロフェン	・フェノバルビタール
・アセトアミノフェン	消化性潰瘍治療薬
・イブプロフェン	・ファモチジン
・ジクロフェナクナトリウム	高尿酸血症治療薬
循環器疾患治療薬	・アロプリノール
・ベシル酸アムロジピン	

（医薬品・医療機器等安全性情報 No. 261 などによる）

TENは比較的稀な疾患であるが，忘れたころに遭遇し，その治療に苦労する疾患である．重篤化した後に診断に苦慮することは少ないと思われるが，早期診断と早期治療が本疾患の予後を決めるといっても過言ではない．

　治療は皮膚科だけに限らず，内科，眼科などとチーム医療により行いたい．また，原因薬剤を再度投与されることは絶対に避けたいので，原因薬剤の同定と今後の薬剤選択についてしっかりと説明しておきたい．

水疱

症例33

40歳，男性

主訴 発熱と右足の腫脹・疼痛．

既往・家族歴 特記すべきことなし．

現病歴 1週間前に右足底のタコを自分で削った時に出血したが，まもなく出血が止まったのでそのまま放置していた．3日前から右足趾に発赤と腫脹が生じ，近医を受診したところ，感染症と診断されて抗菌薬の内服を処方されたが，その後発赤と腫脹は拡大し，39度台の発熱を伴ってきた．

皮膚所見 右下腿から足にかけてびまん性の潮紅と腫脹あり，一部には紫紅色を示し，水疱と出血性びらんがみられた．第5趾は紫紅色を示していた（図1）．足底には中央に潰瘍を伴った胼胝がみられた．右足趾の触覚の鈍麻がみられた．

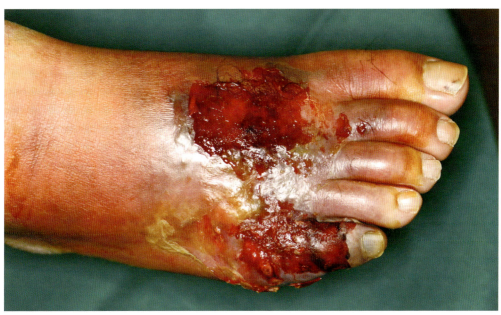

図1 右足の皮膚所見

Question 1 最も考えられる疾患は？

Question 2 治療方針は？

Question 3 処置ですべきことは？

Q1 Answer　壊死性筋膜炎

　発熱・倦怠感を伴って足から下腿にかけて発赤と腫脹がみられることから，細菌感染症が考えられる．皮膚軟部組織感染症には，蜂窩織炎，丹毒，壊死性筋膜炎，ガス壊疽などがあるが，この例では，足背から足趾が紫紅色を示し，著しい虚血に陥っていると考えられ，さらに知覚鈍麻もみられることから，蜂窩織炎や丹毒よりも深部に及ぶ細菌感染症である壊死性筋膜炎を考えたい．ガス壊疽の可能性もあるが，触診や単純X線写真により皮下のガス貯留を調べることにより鑑別が可能である．なお，この例では白血球数が21,000/mm^3，CRP 41.0 mg/dl と急性炎症反応を伴っていた．

Q2 Answer　全身状態の把握と基礎疾患の有無を調べることと局所処置を同時並行で行う．

　壊死性筋膜炎は，時に重篤化して下肢の切断を要する事態に進展する場合や，最悪の場合は敗血症を合併して死に至ることもある．したがって，全身管理と局所処置を積極的に行うことが必要であり，さらに，糖尿病などの基礎疾患の有無を調べる．
　この例では，血液検査で HbA1c が 11.3% と基礎疾患に糖尿病がみられた．そこで，血糖のコントロール，電解質バランスなどの全身管理を行うとともに，Q3で解説する局所処置，ならびに広域スペクトラムの抗菌薬の全身投与を行った．

Q3 Answer　可及的速やかに壊死部分に対してデブリードマンを行い，合わせて壊死組織あるいは膿汁の細菌培養同定検査とおよび薬剤感受性検査を行う．急性期を脱したら，一般的な潰瘍に対する局所処置を行う．

　右足の遠位ではすでに虚血に陥っているために，抗菌薬を全身投与しても足の末梢まで十分量が到達することは期待できない．壊死性筋膜炎では，早期に壊死組織に対してデブリードマンを行うことが最も有用な処置である．デブリードマンはメスやハサミなどを用いた外科的な手技により可及的に壊死組織を除去する（図2）．合わせて壊死組織や膿汁の細菌培養同定検査と薬剤感受性検査を行う．培養は通常の好気性培養だけでなく嫌気性培養も実施する．もし，初回に用いた抗菌薬の効果が乏しい場合は，細菌培養同定検査ならびに薬剤感受性検査の結果を参考に抗菌薬を適宜変更する．
　壊死組織が十分に除去された後は，皮膚潰瘍に対する一般的な処置により，しだいに良好な肉芽組織が形成され（図3），上皮化が進む（図4）．

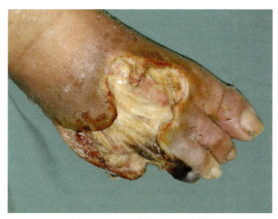

図2 右足の経過（2週後）
右足背の壊死組織はデブリードマンにより除去され，腱膜が露出し，右5趾は切断されている．なお，右4趾も壊死に陥っている．

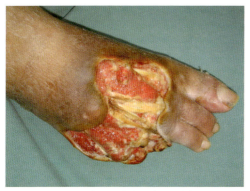

図3 右足の経過（4週後）
局所処置により，右足背の潰瘍面には良好な肉芽形成がみられる．

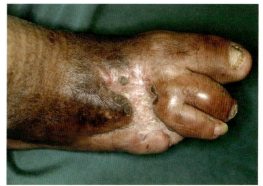

図4 右足の経過（24週後）
局所処置を続けることにより，潰瘍はすべて上皮化した．

> **Side Memo**
>
> 　自験例は糖尿病が基礎にあったが，患者自身は自らが糖尿病であることを知らなかった．さらに，すでに糖尿病性網膜症を合併していて，視力低下があり，そのために自分のタコを削る際に出血させてしまったこと，末梢神経障害があるために，足の疼痛を強く感じなかったことが，壊死性筋膜炎への進行を見逃す要因になったと推測される．以上から，足の重篤な細菌感染症患者を診た場合は，糖尿病の有無を問診ならびに血液検査で確認したい．

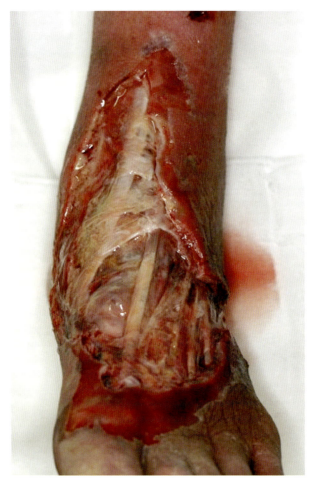

図5　壊死性筋膜炎

[下腿切断に至った参考例]　70歳，男性

　基礎にコントロール不良の糖尿病あり．2週間前から左足背の発赤と腫脹あり．放置していたところ，左足背に潰瘍が生じた．図5はデブリードメン後の臨床像を示す．距骨・踵骨などの骨髄炎を合併し，やむなく下腿切断術を行った．

　蜂窩織炎と類似した細菌感染症であっても，紫色から黒色の壊死を伴っている場合や触覚が著しく低下している場合は，壊死性筋膜炎を疑う．皮膚が壊死に陥っているか不明瞭な場合は，切開を入れることにより，真皮から皮下組織の性状を肉眼で確認できる．壊死性筋膜炎と診断されたら，抗菌薬の全身投与の効果を待つことなく，可及的速やかに壊死組織に対するデブリードマンを行う．

膿疱

症例 34

27歳，女性
主 訴 ： 顔面の紅斑.
既往歴 ： 特記すべきことなし．服薬なし．
現病歴 ： 1か月前頃から顔面ににきび様の皮疹が出現していたが，2週間ほど前から痒みが強くなり近医皮膚科受診．ステロイド外用薬を処方されたが皮疹は拡大したため，当院紹介受診.
皮膚所見 ： 両頬に辺縁に浸潤を触れる紅斑あり，ところどころに丘疹，膿疱を伴う．左頬には環状に浸潤を触れる皮疹もある.

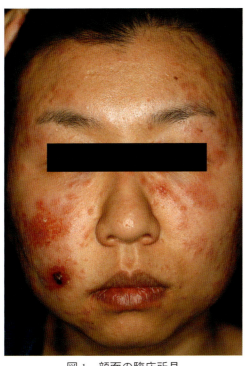

図1　顔面の臨床所見
右頬の黒色部分は掻破による血痂である．

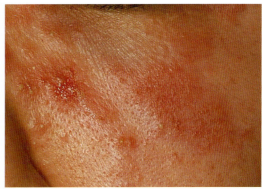

図2　左頬の拡大像

Question 1　最も考えられる疾患は？

Question 2　治療方針は？

Q1 Answer　好酸球性膿疱性毛包炎（eosinophilic pusutular folliculitis：EPF）

1965年に太藤らにより提唱された疾患で，無菌性の膿疱が集簇して紅斑局面を形成し瘙痒を伴う疾患である．病理組織学的には毛囊脂腺系に好酸球浸潤がみられることを特徴とする．顔面に好発し，環状を呈する紅斑内，あるいは紅斑辺縁部に毛孔一致性の丘疹，膿疱が多発することが特徴的である．紅斑は遠心性に拡大し，中心治癒傾向を示す．

提示症例のように環状紅斑があまり目立たない場合，接触皮膚炎や湿疹としてステロイド外用にて治療されることがあるが無効である．また，丘疹，膿疱が目立つ症例では，炎症性痤瘡と誤診しやすい．しかし，本症には面皰がなく，瘙痒を伴うことが多い．遠心性に拡大する紅斑に気づけば鑑別することができる．また，膿疱が少なく環状紅斑が目立つ場合，体部白癬との鑑別を要する（図3）．真菌鏡検が陰性であれば本症を念頭に置く必要がある．さらに末梢血好酸球増多がみられることが多いが，診断確定には皮膚生検が必要である（図4）．

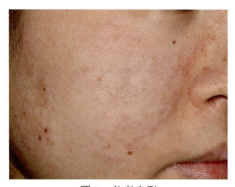 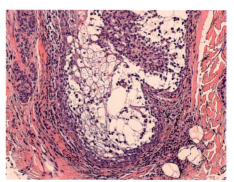

図3　参考症例
膿疱が少なく環状紅斑が目立つ症例では体部白癬との鑑別を要する．

図4　病理組織像（H・E染色，×200）
毛包脂腺内に好酸球浸潤と海綿状態を認める．

Q2 Answer　インドメタシン内服が著効する．

シクロオキシゲナーゼ活性を抑制し，好酸球走化性因子の産生が低下することによると考えられている．第二選択としてミノサイクリン，DDS，エトレチネートの内服，インドメタシン外用が挙げられる．

> EPFは顔面で膿疱を伴う痒い紅斑をみた際に念頭に置く．治療に反応しない痤瘡・体部白癬といった病歴の場合には生検を考慮する．顔面の生検が躊躇される場合，インドメタシン内服が治療的診断に役立つ．

膿疱

症例 35

53歳，男性
主　訴：顔面・上胸部・上背部の皮疹．
既往歴：肺癌．
現病歴：肺癌にゲフィチニブで治療された．顔面・胸部・上背部に皮疹が多発してきた．
皮膚所見：紅斑および毛包一致性の紅色丘疹・小膿疱・褐色色素沈着が多発していた．

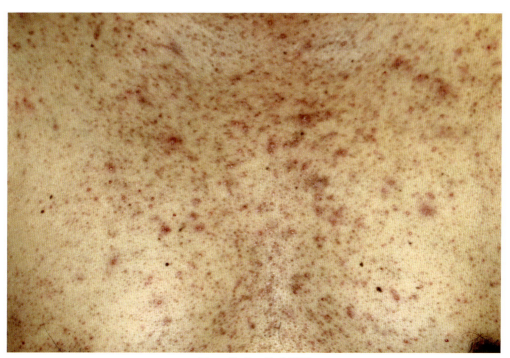

図1　胸部の臨床所見
毛孔一致性の無症候性紅色丘疹・小膿疱・褐色色素沈着．

Question 1 考えられる疾患は？

Question 2 どのような皮膚症状を併発しやすいか？

Q1 Answer　ゲフィチニブによる皮膚障害（皮膚反応）としての痤瘡様皮疹

中年期患者に分子標的薬であるゲフィチニブでの治療開始後早期に生じた毛包一致性の紅色丘疹・小膿疱が多発していることから，ゲフィチニブによる皮膚障害（皮膚反応）としての痤瘡様皮疹と考えられる．

痤瘡は毛包一致性の炎症を伴う丘疹・膿疱・面皰の混在する状態である．脂漏部位に生じやすい．鑑別疾患として，尋常性痤瘡，膿疱性痤瘡，ニキビダニ痤瘡，電撃性痤瘡，酒さ，酒さ様皮膚炎がある．尋常性痤瘡，膿疱性痤瘡，電撃性痤瘡は主に思春期・青年期から30代までに生じる．ニキビダニ痤瘡は中年期女性に多く，検鏡でニキビダニを確認できる．酒さは中年期以降に生じるが，慢性に徐々に進行する．酒さ様皮膚炎はステロイド外用剤による局所の副作用であり，ステロイド外用の病歴がある．

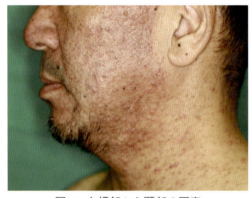

図2　左頬部から顎部の写真
毛孔一致性の無症候性紅色丘疹・小膿疱・褐色色素沈着．

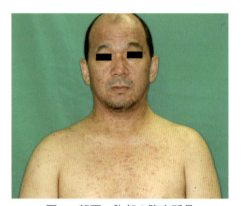

図3　顔面・胸部の臨床所見

Q2 Answer　痤瘡様皮疹，脂漏性皮膚炎様皮疹，皮脂欠乏症，皮膚瘙痒症，爪囲炎など．

分子標的薬投与初期に痤瘡様皮疹や脂漏性皮膚炎様皮疹，その後に皮脂欠乏症や皮膚瘙痒症，ひき続いて爪囲炎が生じやすい．治療に関しては，今後さらなる評価が必要である．現時点では，原疾患に準じた治療に有効性が高い印象がある．EGFR阻害剤の有効性が高い遺伝子多型保有患者は皮膚・粘膜障害が生じやすいことから積極的な予防投与が推奨される．

今後も様々な分子標的薬が登場してくる．それぞれの薬理作用により，様々な新規の皮膚・粘膜障害が報告される可能性がある．主治医との密な連携が求められる．

鱗屑・角化

症例 36

60歳，女性
主訴　手掌・足底の角化，躯幹・四肢の紅斑・紅色丘疹．
既往・家族歴　特記すべきことなし．
現病歴　2年前から頭部，四肢に紅斑が出現し乾癬と診断され治療していた．
皮膚所見　掌蹠に橙紅色のびまん性角化がみられ（図1），全身に爪甲大前後の紅斑，毛孔一致性の角化性紅色丘疹が多発していた．

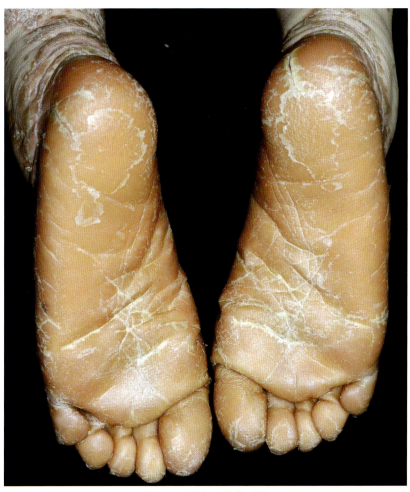

図1　両足底の臨床所見

Question 1 最も考えられる疾患は？

Question 2 治療方針は？

Q1 Answer　ドゥベルジー紅色粃糠疹（毛孔性紅色粃糠疹）

　手掌・足底の角化性病変は，遺伝性・後天性角化症によるもののほかに角化型白癬や湿疹皮膚炎など様々な疾患でみられる．炎症性角化症に属する疾患ではドゥベルジー紅色粃糠疹（毛孔性紅色粃糠疹），乾癬，ライター病などで掌蹠に角化を認める．

　ドゥベルジー紅色粃糠疹は毛孔一致性の角化性紅色丘疹が四肢に出現し（図2），ついで掌蹠に橙紅色のびまん性角化病変が出現することを特徴とする．本症は発症して数週間経過すると毛孔一致性丘疹が拡大融合して局面を形成し，比較的急速に紅皮症化する例が多い．この時，島状に健常皮膚が残存することが本症に特徴的とされる．毛孔一致性角化性丘疹は病理組織学的に表皮肥厚と毛孔の角栓形成を伴う過角化がみられる（図3）．紅斑局面からの病理組織は角層に縦方向，水平方向に交互に不全角化を認め，表皮肥厚があっても真皮乳頭の延長が乾癬ほど強くないことが乾癬との鑑別点となる．

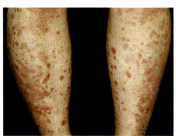 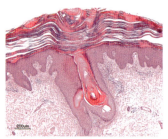

図2　両下肢の臨床所見
両下肢に毛孔一致性角化性紅色丘疹と紅斑が多発している．

図3　病理組織所見（H・E染色，×40）
表皮肥厚と毛孔の角栓形成を伴う過角化を認めた．

Q2 Answer　ドゥベルジー紅色粃糠疹はビタミンA，エトレチナート（10～20mg/日），メソトレキサート（7.5～10mg/週），シクロスポリン（3～5mg/kg/日）の内服が必要となる．

　ドゥベルジー紅色粃糠疹は慢性に経過し小児型，成人型のいずれにおいても自然治癒する例がある．しかし，副腎皮質ステロイド，活性型ビタミンD_3などの外用薬による治療に抵抗し比較的急速に紅皮症化してくる場合，上記の内服薬を単独であるいは2剤を組み合わせて治療することが多い．ただし，小児例では発育障害などに留意して慎重に使用すべきである．欧米ではTNFα阻害薬をはじめとする生物学的製剤による治療有効例の報告が増えている．

　ドゥベルジー紅色粃糠疹は鱗屑を付し浸潤を伴う角化性紅斑が多発するため，尋常性乾癬としばしば誤診される．掌蹠の橙紅色のびまん性角化病変は診断的価値が高く，発疹の特徴と分布から疑わしい場合，掌蹠外皮疹の病理組織所見から診断を確定する．

鱗屑・角化

症例 37

16歳，男児，高校生・柔道部員

主 訴	後頭部の鶏卵大の鱗屑を伴う脱毛斑．
既往・家族歴	特記すべきことなし．
現病歴	2か月前頃より，後頭部に軽度の痒みが生じ，脱毛があるのに気づき受診．
皮膚所見	後頭部中央に境界やや明瞭な軽度の鱗屑を伴う脱毛斑を認め，頭髪は毛包部で切れて，黒点状（black dots）にみえる（図1）．同部位のダーモスコピー観察では毛包内で頭髪がとぐろを巻いて切れているのがわかる（図2）．同部位の左下方には，拇指頭大の辺縁がやや隆起する，鱗屑を伴う環状紅斑（体部白癬）が存在する．

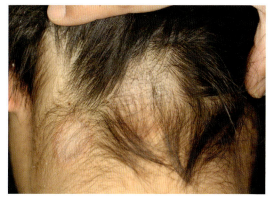

図1　頭部の臨床所見

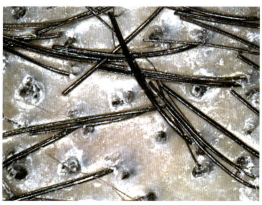

図2　脱毛部のダーモスコピー所見

Question 1　最も考えられる疾患は？

Question 2　処置ですべきことは？

Q1 Answer　頭部白癬（black dot ringworm；黒点状白癬）

　頭部白癬は，皮膚糸状菌が頭髪内に寄生した場合に生じて，その臨床症状より，頭部浅在性白癬（しらくも），black dot ringworm（黒点状白癬），ケルスス禿瘡などに分類される．原因菌は，*Microsporum canis*，*T. tonsurans*，*T. mentagarophytes*，*T. rubrum*，*T. violaceum*，*T. verrucosum* など様々である．*T. tonsurans* による black dot ringworm の black dots は，他の菌に比べて小さいため見逃されやすく，脂漏性皮膚炎，円形脱毛症，尋常性乾癬などとの鑑別診断を必要とする．診断には，鱗屑，痂皮，black dots の KOH 検査（図 3a），真菌培養（図 3b, c），ヘアブラシ培養である．

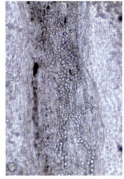

a. 直接鏡検では毛内大胞子菌寄生の像を呈する．

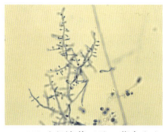

b. スライド培養では，菌糸から側生するマッチ棒状の小分生子と棍棒状の大分生子を認める．

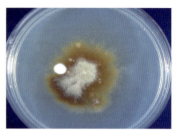

c. 培養集落は，周囲は褐色湿性，中央は黄褐色微細粉末状，一部白色コロニーを認める．

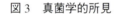

図 3　真菌学的所見

Q2 Answer

　T. tonsurans は感染力が強く，格闘技選手の間で流行している．問診上大切なのは本人ないし家族内に格闘技をしている者がいるかどうかで，本人を含めた格闘技部員全員，家族，友人のヘアブラシ培養ができれば最もよい．また，格闘技クラブの監督，家族への疾患の説明が必要である．集団感染している場合が多いので，患者のみを治療しても無駄である．

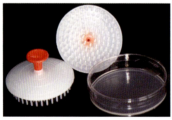

a. ブラシは「丸型シャンプブラシ」で，使用するマイコセル寒天培地は，市販されていないので検査センターへ注文するとよい．

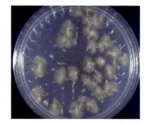

b. ブラシスパイクの先端に形成された集落．

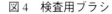

図 4　検査用ブラシ

　格闘技クラブの周辺で診療の皮膚科医は，トンズランス感染症の対処方法は十分に準備しておくべきである．☞ トンズランス感染症研究会のホームページ（http://tonsurans.jp/index.html）

びらん・潰瘍

症例 38

39歳，男性

主　訴：足底の皮疹．

既往・家族歴：特記すべきことなし．

現病歴：元来汗かきのほうである．数年前から夏期になると足底の皮膚が剥けるのが気になっていたが，今夏は1か月ほど前から足のむれが気になり始め，足底の浸軟，点状の陥凹が出現，拡大してきたため来院．

皮膚所見：両足底は白色に浸軟し，陥凹性病変が散在性ないし地図状に融合している（図1，2）．多汗と悪臭あり．趾間の鱗屑の鏡検では白癬菌多数陽性で足白癬を合併．

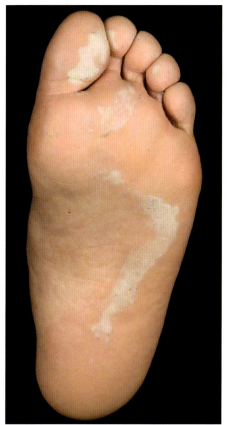

図1　足底の臨床所見

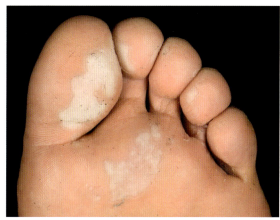

図2　拡大像

Question 1　診断名は？

Question 2　治療方針は？

Q1 Answer　点状角質融解症（pitted keratolysis）

　Pitted keratolysis は足底角層の点状，地図状の陥凹と浸軟を呈する浅在性細菌感染症で多くは多汗症を伴う．決して稀な疾患とは思われないがわが国での報告例はあまり多くなく，教科書でも日本語名がなく単に pitted keratolysis と記載されていることが多い．

　本疾患は高温多湿で靴を履き続ける環境にあると発症しやすく，自衛官や土木作業従事者などに多く，また 20 代の若年層に好発する．通常は無症状であるが，時に歩行時疼痛を生じる．

　原因菌として *Corynebacterium* 属，*Micrococcus* 属，*Streptomyces* 属，*Actinomyces* 属，*Staphylococcus* 属，*Dermatophilus congolensis* などが挙げられるが，そのほとんどが常在菌であり，米軍兵ボランティアを対象としたプラスチックバッグで足を 3 日間包む実験で 53％ の被検者に本疾患を発症したことから，常在菌存在下の高温多湿環境で発症すると考えてよいであろう．細菌検査では，塗抹標本のグラム染色でレンサ状，カモメ状のグラム陽性桿菌，グラム陽性球菌が検出される．悪臭については皮脂や角層中のアミノ酸などが原因菌により分解され低級脂肪酸や硫化物が生成されるためと考えられている．

　本疾患は臨床所見から足白癬と鑑別が可能であるが，足白癬を合併することが多いのでチェックを怠らないようにする．

Q2 Answer　抗菌外用薬など

　本疾患の治療にはナジフロキサシン，クリンダマイシン，フシジン酸，ゲンタマイシン，エリスロマイシンなどの抗菌外用薬が有効である（図 3）．そのほか，ホルマリンアルコール液や塩化アルミニウム液などの制汗剤の有用性も報告されている．またイミダゾール系抗真菌薬はグラム陽性菌にも抗菌作用があるので足白癬を合併する症例ではそれをまず単独で使用してみるのもよい．

　体質や環境因子が関与する疾患であり再発症例も少なくないため，足部の乾燥と清潔の維持などの生活指導も必要である．

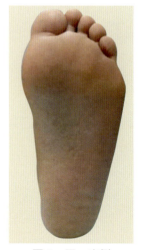

図 3　同一症例
ナジフロキサシンクリーム外用治療後の臨床像．

　Pitted keratolysis は多汗を有する若年者に発症しやすく，しばしば悪臭を伴う．足白癬を合併することが多いので見落とさないよう注意する．

びらん・潰瘍

症例 39

70歳，女性
主　訴：下腿の水疱とびらん．
既往歴：関節リウマチで加療中．
家族歴：特記すべきことなし．
現病歴：1週間前から，下腿に紫斑が出現し，水疱も出現してきた．
皮膚所見：左下腿内側に，紫斑，水疱，血疱がみられ，踵部には血痂もみられた（図1）．

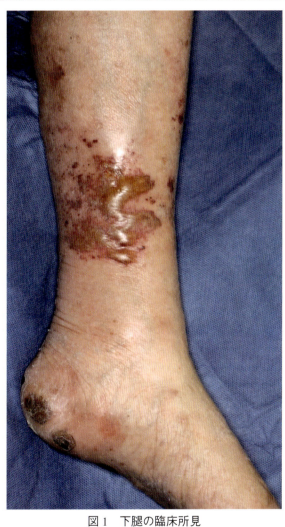

図1　下腿の臨床所見

Question 1 診断は？

Question 2 鑑別診断は？

Q1 Answer　リウマトイド血管炎（rheumatoid vasculitis）

　Cutaneous rheumatoid vasculitis は圧倒的に下肢が多いが，侵される血管の深さによって，臨床症状は紫斑，血疱，びらん，潰瘍，壊疽，皮内硬結など多彩である．潰瘍は，活動性の高い RA 患者の下腿伸側，内果，外果周辺に好発し，境界明瞭で打ち抜き様の深い有痛性潰瘍で，治癒が遷延しやすい．Livedo を伴うことも多い．生検の時期や部位によって，組織学的検査に血管炎を証明できないことも多く，複数個所からの生検が大切．治療は，安静目的に入院の上，通常の下腿潰瘍の治療に準じて，局所の処置を地道に行う．ステロイドやシクロフォスファミドの免疫抑制剤などは必ずしも要さない．また，レクチゾール（DDS）が奏効することもある．

Q2 Answer

　循環障害による下腿潰瘍（図2），壊疽性膿皮症（図3）を鑑別する必要がある．また，bullous rheumatoid neutrophilic dermatitis も浸潤を伴う紅斑，硬い痒疹丘疹，じんましん様紅斑，水疱，びらんなどを呈する．

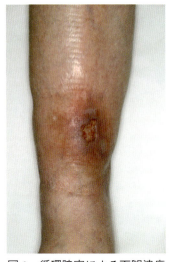
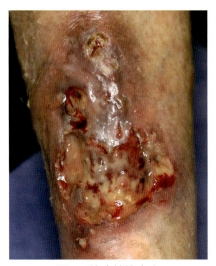

図2　循環障害による下腿潰瘍
下腿をぶつけた後に出現した潰瘍．

図3　壊疽性膿皮症
虫食い状の不整形潰瘍．周囲に浮腫を伴う．

関節リウマチは多彩な皮膚症状を呈する．下腿潰瘍も多いが，血管炎によるものよりも，循環障害によるほうが多い．出血性の皮疹をみたら，リウマトイド血管炎を疑う．

爪

症例 40

27歳，男性

主　訴	右手示指の爪甲色素線条.
現病歴	本人の記憶では，半年から1年くらい前に爪の色素沈着に気付いた.
現　症	右手の示指，爪甲に幅3.5 mmの帯状の色素沈着があり，帯は細い線条で構成され，その個々の線条はぼんやりした印象を受ける．後爪郭の皮膚にも小さな黒色の部分がみられる．爪甲の変形や破壊はなく，腋窩リンパ節も腫脹していない.

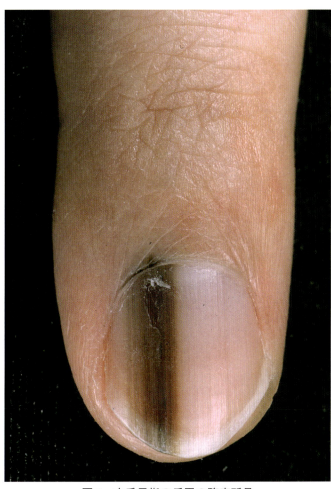

図1　右手示指の爪甲の臨床所見

Question 1 最も考えられる疾患は？

Question 2 この後の対処は？

Q1 Answer　悪性黒色腫

　成人期に後天性に発症し，緩徐に拡大する単発性の爪甲色素線条である．線状が薄灰色で細い場合，あるいは多発している場合は"生理的"，"人種的"，"年齢的"色素沈着と判断される．しかし，線条の幅が広くて色が濃く，拡大傾向があって高年齢であれば悪性黒色腫の可能性が高い．ただし，色が薄い，幅が狭い，年齢が若い（20歳代）といったことは，必ずしも悪性黒色腫の否定条件にはならない．この症例では，後爪郭の皮膚にもわずかながら色素沈着があり（図1，2），悪性を示唆する所見といえる．

Q2 Answer　ダーモスコピーで確認し，一期的手術．手術の同意が得られなければ切除生検，あるいは厳重な経過観察．

　ダーモスコピーでみると，後爪郭皮膚に黒色の突起状が並んでいて，これはいわゆるHutchinson's signであって（図2），成人症例であれば悪性の根拠となり得る．色素の帯に関しては，それを構成する個々の線条について境界が不鮮明であり，色の濃さや太さも一様でないし，直線的でなく，不規則線条と判断できる．したがって，*in situ* melanomaとの診断になる．治療は，爪と周囲組織を含めて骨膜とともに切除し，植皮するのがよい．患者が診断に納得できなければ，生検して病理結果を説明することになる．それも拒否されれば，6か月に1回の経過観察を行い，拡大傾向が明らかとなればいずれは患者も納得するであろう．

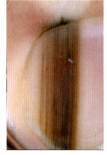

図2　ダーモスコピー所見

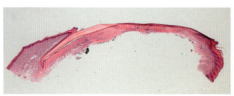

図3　切除検体
爪組織を一塊として切除している．

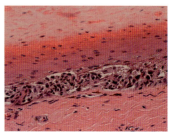

図4　爪母部
基底層に沿って異型細胞が増殖しているが真皮浸潤はなく，*in situ* melanomaである．

　爪の悪性黒色腫は20歳代の青年期にも発症する．自験例では色素性の帯も狭く，爪甲破壊もないので，臨床的にも *in situ* と考えられる．早期の症例は植皮が適応であり，無用な切断はしてはいけない．HEでの病理診断が困難な場合は，免疫染色をすると腫瘍細胞がはっきり確認できる．

爪

症例 41

35歳，女性
主訴：右母指の疼痛．
既往・家族歴：特記すべきことなし．
現病歴：約10年前から右1指爪を押さえると痛みがあった．痛みは徐々に強くなり，最近は軽く触れるだけでも激しい痛みを伴ってきたため，受診した．押さえる以外に冷水に触れても痛いという．
皮膚所見：右母指後爪郭近くの爪半月内に径4mmの紫紅色斑があり，同部では爪半月が不明瞭になっていた．紫紅色斑から遠位に向かって爪はわずかに隆起していた（図1）．軽く触れる程度でも激しい痛みを訴えた．

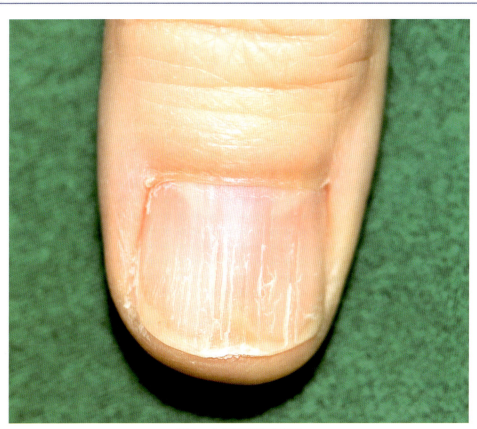

図1　右拇指の臨床所見

Question 1　最も考えられる疾患は？

Question 2　この後の対処は？

Q1 Answer　グロムス腫瘍

　爪下に生じる病変には，グロムス腫瘍，爪下外骨腫，表皮嚢腫，線維腫，神経線維腫，エクリン汗孔腫，ケラトアカントーマ，有棘細胞癌などの腫瘍，および尋常性疣贅など多数の疾患が知られている．いずれも圧痛を伴うことが多いが，軽く触れる程度で激しい疼痛を訴え，さらに寒冷刺激でも疼痛が誘発される場合は，グロムス腫瘍が最も可能性が大きい．また，視診で紫紅色の病変が透見される場合もグロムス腫瘍を最も考えたい．

Q2 Answer　グロムス腫瘍に対しては外科的切除を行い，病理学的検査により確認する．

　グロムス腫瘍は良性腫瘍であるが，増大に伴って疼痛も激しくなるため，日常生活における苦痛を伴うようになることが多い．したがって，グロムス腫瘍に対しては外科的切除を行う．麻酔は指の基部に対する伝達麻酔を用いる．爪下の腫瘍であるが，必ずしも全抜爪を行う必要はなく，病変部が露出する程度に爪に窓を開けるような方法でも可能とされる．グロムス腫瘍は線維性被膜に包まれているため，比較的容易に周囲から剥離されることが多い．

　病理学的には，腫瘍は線維性被膜に囲まれ，扁平な血管内皮細胞からなる小血管とその血管壁に連続して増殖する類円形の淡い好酸性の細胞質をもつ立方形の腫瘍細胞（グロムス細胞）がみられる（図2）．

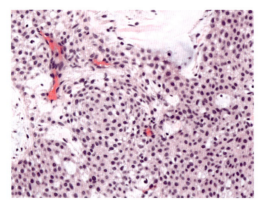

図2　病理組織像（H・E染色，×200）
血管内皮細胞からなる小血管とその血管壁に連続して増殖する類円形の淡い好酸性のグロムス細胞を認めた．

　爪下に生じる腫瘍で紫紅色を示し，強い痛みを伴う場合，特に寒冷刺激で疼痛が誘発される場合は，グロムス腫瘍を考える．グロムス腫瘍に対しては，生活の質の向上のために積極的に外科的切除を行い，病理学的に確認する．

爪

症例42

30歳，男性

主　訴：爪の肥厚，変形．

既往・家族歴：特記すべきことなし．

現病歴：初診2年前より手指の爪が変形し始めてきた．他医で内服抗真菌薬による治療を行うも改善しなかった．

皮膚所見：手指の全爪に爪の肥厚，変形を認める（図1）．苛性カリを用いた直接検鏡（KOH法）にて真菌陰性．

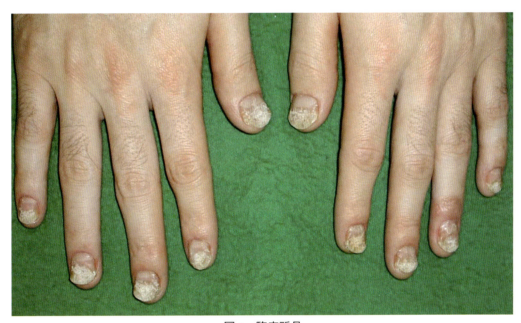

図1　臨床所見

Question 1　爪が肥厚する疾患を3つ挙げ，鑑別ポイントを挙げよ．

Question 2　治療は？

Q1 Answer　爪白癬，扁平苔癬，爪乾癬

爪が肥厚する疾患として，爪白癬，扁平苔癬，爪乾癬などが挙げられる．
- 爪白癬：爪に白癬菌が感染をし，爪の肥厚，白濁を起こす．そのため，爪を採取し，苛性カリを用いた直接検鏡（KOH法）や，サブローブドウ糖寒天培地で培養を行い確認する．
- 扁平苔癬：爪には真菌感染はみられず，乾癬の皮疹はみられない．口腔内病変がみられることがあるので確認する．
- 爪乾癬：爪以外に皮疹や関節症状がないか確認する．乾癬の皮疹がある場合には爪乾癬が考えられる．自験例は爪乾癬であるが，爪甲白濁，陥凹，爪甲角質増殖，一部爪の崩壊がみられる．日本乾癬学会の調べ（2012年）では乾癬患者の約30％に爪乾癬がみられる．

Q2 Answer

主に，外用薬による乾癬治療が行われているが，難治である．爪症状によりQOLの低下がみられることもあり，爪だけの病変であっても全身療法が行われることがある．従来，シクロスポリンによる治療が行われてきたが，近年では生物学的製剤による治療も行われている．

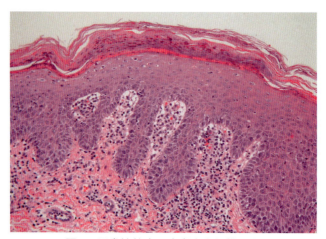

図2　尋常性乾癬の皮膚病変組織写真

当初，爪の変形・肥厚しかない場合もあるので，その際には診断が難しいこともある．しかし，経過とともに乾癬の皮疹が出現し，その結果，爪乾癬と診断される場合もある．また，爪乾癬がある場合，関節症状の合併することが多いので，注意する．

粘 膜

症例 43

56歳，女性

主 訴	口唇の異常，下腿の皮疹．
既往歴	特記すべきことなし．輸血歴なし．常用薬なし．
現病歴	数か月前より下腿に皮疹が出現，ステロイド外用するも軽快せず，最近になり口唇にも変化がみられるようになってきたため来院．
皮膚所見	下口唇中央やや左側に白色調のわずかに角化した局面があり（図1），頬粘膜にも白色線条が錯綜してレース状局面を呈する（図2）．下腿には豌豆大までの紅褐色紅斑局面が散在，多発し足関節部では集蔟してみられる（図3）．

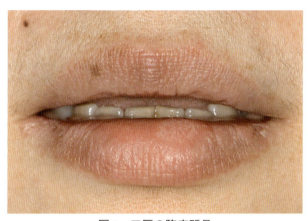

図1 口唇の臨床所見

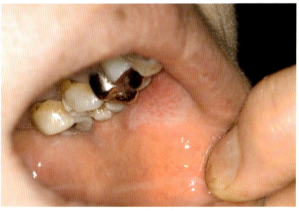

図2 頬粘膜の臨床所見

Question 1 診断名は？

Question 2 口唇にびらんがみられたときの鑑別診断は？

Q1 Answer　扁平苔癬

　扁平苔癬は炎症性角化症の一つで慢性に経過するが，粘膜も好発部位でありその場合は粘膜扁平苔癬と呼ばれる．自験例は四肢にも皮疹がみられたため診断は容易であるが，粘膜部に限局してみられる例も少なくない．口唇は扁平苔癬の好発部位であり，赤唇部から粘膜部にかけて白色線条からなるレース状局面を呈し，進行すると中央部がびらんないし潰瘍化する（図4）．原因として歯科金属アレルギー，C型肝炎，薬剤，喫煙などが挙げられるが，特定できないことも多い．粘膜扁平苔癬が癌化する確率は1〜3％といわれており，難治例では注意深い経過観察が必要である．治療はステロイド外用が一般によく行われるが難治であることが多く，タクロリムス軟膏の外用なども試みられる．

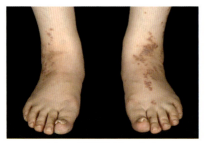
図3　足関節部の皮疹

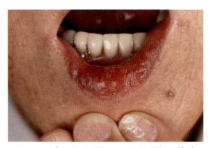
図4　びらんを呈した口唇扁平苔癬

Q2 Answer　扁平苔癬，慢性円板状エリテマトーデス，開口部プラズマ細胞症，光線性口唇炎など

　扁平苔癬が左右対称性の白色線条病変を主体とするのに対し，慢性円板状エリテマトーデスは左右非対称性の斑状病変が基本であり，赤唇部を越えて周囲の皮膚に皮疹が拡大するとともに（図5），口腔粘膜に生じた場合は硬口蓋が好発部位であり，頬粘膜に生じることは稀である．開口部プラズマ細胞症は独立疾患とするには異論もあるが，びらん面は血痂を付着するが粘膜上皮の角化を伴わないため白色局面は呈さないという．光線性口唇炎は紫外線が誘因となる口唇炎で夏期に増悪し，下口唇全体が腫脹し厚い鱗屑と痂皮を付着する．

　そのほかカンジダ性口唇炎，剥脱性口唇炎，白板症，接触皮膚炎などが挙げられる．口唇のびらんが長期に経過すると口唇癌が発症することがあり，疑わしい場合は組織像を確認すべきである．

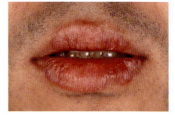
図5　口唇部の慢性円板状エリテマトーデス

アドバイス

口唇部の病変をみた場合には他の部位の皮疹，口腔粘膜の病変の有無を必ず確認しておく癖をつけておくこと．

粘膜

症例44

70歳, 女性
主訴　外陰部の搔痒を伴う白斑.
既往・家族歴　特記すべきことなし.
現病歴　数年前から外陰部に強い痒みを認めていた. 外用剤で加療されるも難治.
皮膚所見　外陰部に境界比較的明瞭な白色調変化を認め, 搔破によるびらんも混じていた.

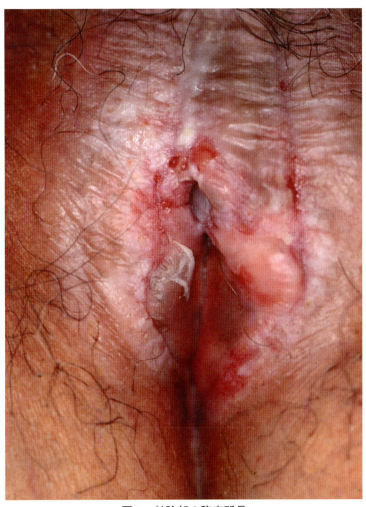

図1　外陰部の臨床所見

Question 1　診断名は？

Question 2　鑑別診断は？

Q1 Answer　硬化性萎縮性苔癬

　硬化性苔癬ともいわれる．外陰部が最も多い部位であるが，他にも頸部，項部，背部，口唇などに生じることもある．なお，外陰部に生じる場合女性が圧倒的に多く，大陰唇の白色調変化，苔癬化を呈する．高齢女性に多いが，小児発症もある（図2）．これに対し男性例は少ない．組織学的に，角栓を伴う角質増殖，表皮の萎縮，基底層の液状変性，真皮乳頭層の浮腫と膠原線維の均質化がみられるのを特徴とする（図3）．治療は，ステロイド外用剤が用いられるが難治である．粘膜に生じた硬化性萎縮性苔癬に対してタクロリムス外用剤が奏効することが報告されているが，保険適応はない．陰門萎縮症は同義語と考えてよい．

Q2 Answer

　外陰部に生じた硬化性萎縮性苔癬は，扁平苔癬，白板症，慢性湿疹，外陰部 Paget 病などを，また他の部位に生じた場合は，モルフェア，扁平苔癬などを臨床的に鑑別する必要がある．組織学的に，モルフェアでも表皮直下に膠原線維の均質化と浮腫，リンパ管の拡張を伴い，硬化性萎縮性苔癬に近い変化を呈することがあるが，さらに真皮深層までの膠原線維の膨化・肥厚を呈する．硬化性萎縮性苔癬とモルフェアの類似性は以前より指摘されている．

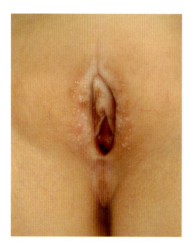

図2　小児の硬化性萎縮性苔癬
　ミリウムも混じている．

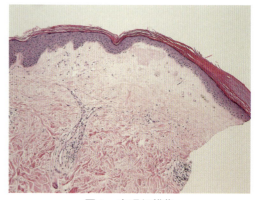

図3　病理組織像
　表皮直下の浮腫と膠原線維の均質化．

　長い年月を経て，Bowen 病や有棘細胞癌が発生することもあり，注意を要する．

浮腫・硬結

症例 45

56歳，男性

主　訴	口唇の腫脹．
既往·家族歴	特記すべきことなし．
合併症	高血圧．
現病歴	前日昼頃から上口唇が固くなったように感じ，その後徐々に範囲が拡大し，腫れの程度もひどくなった．食物，虫刺され，打撲などの思い当たる原因はない．他院で抗ヒスタミン薬の注射と処方をされたが効果ないため受診した．
皮膚所見	上口唇の著明な浮腫．白唇から頬部にかけても軽い浮腫がある（図1）．痒みおよび局所熱感はなく，触診により波動は触知せず，皮下の硬結もない．

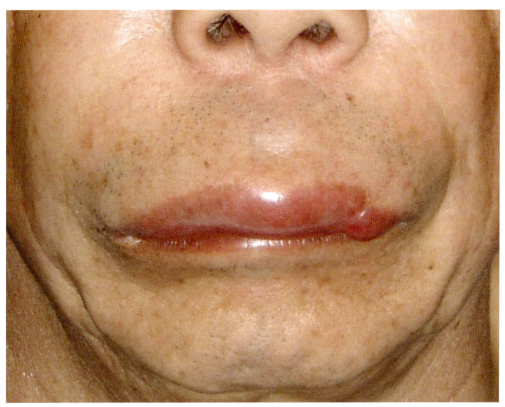

図1　上口唇を中心に出現した浮腫

Question 1　さらに聞くべき情報は？

Question 2　必要な検査は？

Q1 Answer　高血圧の治療薬名（種類）

　中高年の口唇に生じる浮腫を主訴とする疾患としては，血管性浮腫，細菌感染，虫刺症，打撲，慢性肉芽腫性血管炎，口唇癌などが挙げられるが，1日以内の急速な経過から最後の2疾患は除外できる．細菌感染，虫刺症は局所の疼痛や熱感を伴い，多くは発赤も伴う．血管性浮腫は，皮膚，粘膜に一過性の浮腫が出没する疾患で，年齢，性別を問わず罹患する．蕁麻疹診療ガイドラインでは，特発性，外来物質起因性，C1エステラーゼ阻害因子（C1-INH）の低下によるものに分けられている．この例では，患者自身に思い当たる原因はないことからアレルギーや外来物質による直接的刺激によるものは考えにくい．C1-INH低下の原因としては，C1-INH遺伝子の欠損，リンパ増殖性疾患によるC1-INHの過剰消費，抗C1-INH自己抗体，アンジオテンシン転換酵素（ACE）阻害薬（降圧薬）の内服などがある．

Q2 Answer　血清C4濃度，血漿C1-INH活性の測定

　遺伝性血管性浮腫（HAE）は1〜3のタイプに分けられ，生涯のある時期から間歇的な浮腫が出現する．タイプ1はヘテロのC1-INH遺伝子欠損のために蛋白合成が低下し，タイプ2は点突然変異のために合成された蛋白の機能が失われるが，いずれもC4濃度（検出限界以下）とC1-INH活性（50％以下）が常に低下する．なお，わが国ではこれまでタイプ3（C1-INH濃度正常）の診断を確定した報告はない．HAEの症状にはブラジキニンが関与し，C1-INHは複数箇所でその形成を制御する．ACE阻害薬は産生されたブラジキニンの分解を阻害することで症状出現を助長する（図2）．

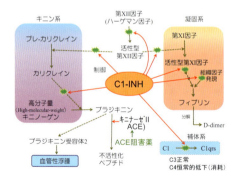

図2　ブラジキニンの産生経路とC1-INH，ACE阻害薬の作用点

　血管性浮腫の多くは特発性で，それらは慢性または急性蕁麻疹と同様に対処してよい．しかし，HAEの発作では気道閉塞により死に至る例や，誤診により外科的切開がされる例が少なくない．診断を確定したら適宜C1-INH製剤の注射や，緊急時には気管切開などの対応が必要である．家族内に同症がある場合，小児の場合には特に注意して診断することが必要である．

浮腫・硬結

症例 46

38歳, 男性

主訴　項部から背部の硬結.

既往歴　脂質代謝異常症にてプラバスタチン内服中.

現病歴　半年ほど前から項部に違和感を覚え, 肩こりと思っていたが, しだいに首の後屈がしにくくなり, 項部, 上背部の皮膚が硬くなってきたため受診した.

皮膚所見　項部の皮膚は淡紅色調で厚く硬く触れる. 指で圧しても圧痕を残さない. 上背部にも境界不明瞭な皮膚の肥厚・硬結を触れる. 同部位の皮膚のつまみ上げができない (図1).

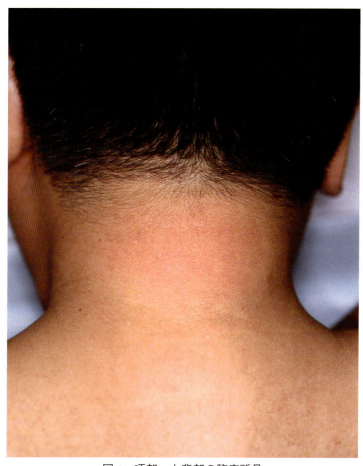

図1　項部〜上背部の臨床所見

Question 1　最も考えられる疾患は？

Question 2　施行すべき検査は？

Q1 Answer　浮腫性硬化症（scleredema）

　左右対称性に境界不明瞭な皮膚の硬化が項部から始まり上背部に広がっていることから浮腫性硬化症を第一に考える．鑑別として強皮症，硬化性粘液水腫を考えるが，前者はRaynaud症状，強指症など他の症状を合併することから，後者は硬化部の皮膚に丘疹あるいは苔癬化局面が存在することが臨床的鑑別点である．皮膚生検を施行したところ，真皮膠原線維の増生が著明であり汗腺分泌部が真皮の中央より上に存在し（図2，矢印），真皮深部では離開した膠原線維間にヘマトキシリンに淡染する細線維状物質の沈着（図3）があり，これはアルシアンブルーに青色に染まることからムチンであることが示された．発症機序は不明であるが，感染や炎症によるリンパ管閉塞，末梢神経異常，脳下垂体異常などが考えられている．

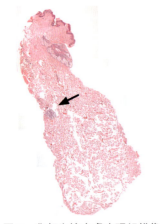

図2　背部生検皮膚病理組織像
（H・E染色，ルーペ像）
真皮の著明な肥厚がみられる．

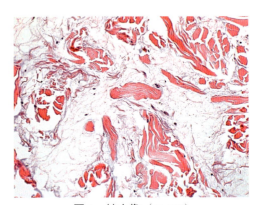

図3　拡大像（×400）
膠原線維間のムチン沈着がみられる．

Q2 Answer　血糖値検査

　浮腫性硬化症は糖尿病性，成年型，小児型の3型に分けられており，本疾患を診断した場合には糖尿病の検査が必須である．糖尿病に伴う場合，血糖コントロールは悪いことが多く，糖尿病の治療が進んでも皮疹は軽快しないことが多い．自験例では血糖値が290mg/dlと高値を認め，糖尿病と診断された．内科を紹介し，糖尿病の精査，加療が開始された．

> 小児型では溶連菌などによる感染症に続発して発症することが多く，数か月の経過で自然軽快する．成年型では先行感染は明らかでないが，自然軽快することもある．治療はビタミンE内服，副腎皮質ホルモン薬の外用，局注などが行われている．

毛

症例 47

12歳，男性
主　訴：脱毛．
既往・家族歴：特記すべきことなし．
現病歴：20XX年8月下旬に親が脱毛に気づき，9月上旬に受診した．
皮膚所見：頭頂部に脱毛を認めた（図1）．形は楕円形で，境界は不明瞭，中央に不完全な脱毛を伴っていた．

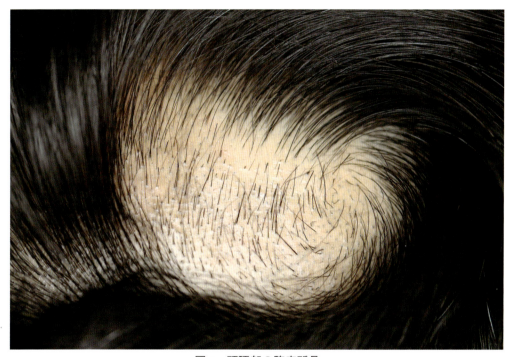

図1　頭頂部の臨床所見

Question 1 考えられる疾患は？

Question 2 確定診断に有用な2つの検査法は？

Q1 Answer　抜毛狂

　抜毛狂と鑑別すべき脱毛症には，円形脱毛症（単発性・多発性・全頭型・汎発型・蛇行型を含む），男性型脱毛症，瘢痕性脱毛症，びまん性脱毛症，機械的脱毛症，先天性脱毛症，粃糠性脱毛症，frontal fibrosing alopecia，ケルスス禿瘡などがある．

　抜毛狂（trichotillomania）は，抜毛行為により生じる脱毛症である．不整形，帯状，境界不明瞭，疎で不完全な脱毛が生じやすい．図1のように脱毛部内の発毛は不均一である．頭部のみならず，眉部，睫部などにも生じうる．小児では自己損傷症，吸指症，咬爪症を伴いやすい．擦る行為による脱毛（trichoteiromania），髪を切る行為（trichotemnomania）も含む．円形脱毛症では境界が円形もしくは卵円形で，感嘆符毛（根本が細くなっている毛）や黒点（毛包内の塊状の萎縮した毛）が観察される．

Q2 Answer　ダーモスコピー（トリコスコピー）と皮膚病理組織検査

　ダーモスコピー（トリコスコピー）（図2）の抜毛狂では正常発毛が様々な長さで途絶している（矢印）のがわかる．円形脱毛症では感嘆符毛，断裂毛，黒点，黄色斑（yellow dots），瘢痕型脱毛症では毛包が集合した tufted hair が観察できる．

　また，皮膚病理組織検査では図3のように途中で切断された毛が観察できる．この症例では毛包内に毛（実践矢印）と肉芽腫性反応（点線矢印）を認めた．円形脱毛症では毛包周囲にリンパ球主体の炎症細胞浸潤を認める．

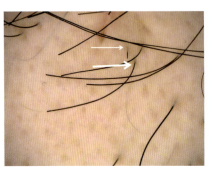

図2　耳前襟足部に抜毛狂を有するダーモスコピー像（47歳，女性）
正常発毛が様々な長さでの途絶（矢印）を認める．

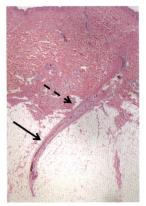

図3　耳前襟足部に抜毛狂を有する患者（47歳，女性）の病理組織像（H・E染色，×40）．
毛包内に毛の残存（実践矢印）と肉芽腫反応（点線矢印）を認める．

精神的に過剰なストレスがかかっていることが多い．精神神経科とともに診療していくほうがよい症例もある．

瘻孔

症例48

72歳，男性
主　訴　左頬部淡紅色結節．
既往歴　特記すべきことなし．
現病歴　4か月前より左頬部が腫脹しその一部に紅色結節が出現した．
皮膚所見　左頬部に陥凹局面あり，その中央に淡紅色結節を認めた．

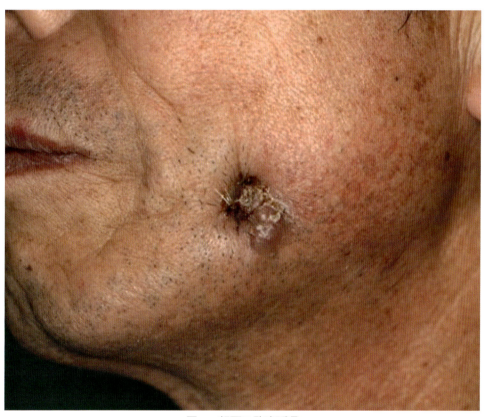

図1　顔面の臨床所見

Question 1 最も考えられる疾患は？

Question 2 鑑別疾患を3つ挙げよ．

Q1 Answer　外歯瘻

　歯源性の慢性化膿性炎症の排膿路が皮膚（顔面，頸部）に開口し瘻孔を生じる疾患である．顎部，頬部，特に下顎に発生することが多い．

　慢性に経過し，骨面に癒着した隆起した赤褐色の結節を形成し，肉芽腫様外観を示す．中央部が陥凹していることも多い．潰瘍化した病変では出血，排膿を認める．慢性に経過するため疼痛を認めない．患者自身が歯科疾患を疑うことが少なく，皮膚の病変のため皮膚科を受診することが多い．自験例では結節の発生部位から外歯瘻を考え，歯科口腔外科に紹介した．オルソパントモグラフィーでは下顎左側第1大臼歯の透亮像を認め，抜歯後は交通もみられたため外歯瘻と診断した．原因となる歯科疾患を切開排膿や抜歯で治療する．その結果数週間で瘻孔が閉鎖し，結節も消退する．再燃を認める事は少なく，通常予後は良好である．

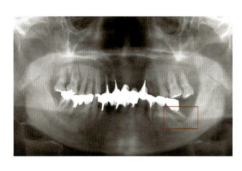

図2　オルソパントモグラフィーの所見
下顎左側第1大臼歯の歯根部に透亮像を認めた（赤四角枠）．

Q2 Answer　感染性粉瘤，毛細血管拡張性肉芽腫，スポロトリコーシス

　感染性粉瘤は，開口部が見つかれば鑑別が容易である．開口部が明らかでない場合もある．感染を繰り返す場合は外歯瘻も鑑別に挙げる．毛細血管拡張性肉芽腫はしばしば外傷の既往があり，また急速に増大する点が外歯瘻孔との鑑別点である．スポロトリコーシスは，原因菌の *Sporothrix schenckii* が存在する土壌や植物を扱う農業従事者に発症することが多く，さらに原因菌の同定が重要となる．そのほか，下顎に発生した紅色結節，潰瘍，瘻孔は外歯瘻を鑑別に挙げることが望ましい．

　顔面，特に下顎の紅色結節を診察した場合には鑑別に外歯瘻を考える．歯科と協力し診断を確定する．また原因の歯科疾患を治療することが重要であるため，初診時に本症を想起し，歯科受診を促すことが重要である．

瘻孔

症例49

16歳,男性(身長172.6cm,体重86.5kg)
主　訴: 臀部の皮膚結節,瘻孔,圧痛.
既往・家族歴: 特記すべきことなし.
現病歴: 半年前から右臀部に結節が出現した.数回発赤,腫脹,疼痛を生じ,そのたびに対症療法を受けていた.毎日長時間にわたり座位でテレビゲームをしていた.

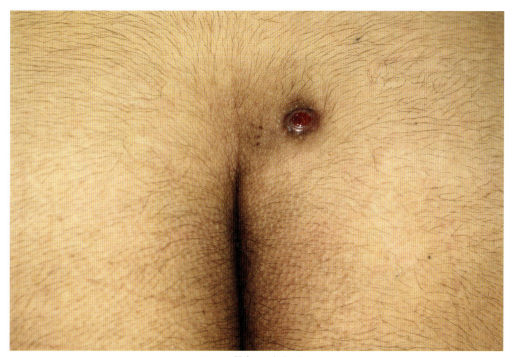

図1　臀部の臨床所見

Question 1 診断名は？

Question 2 治療方法と注意するべきことは？

Q1 Answer　毛巣洞（毛巣病）

　毛巣洞とは臀部の皮膚瘻孔である．多毛で肥満傾向のある青年期男性に好発する．長期にわたって，長時間座る生活習慣をしていると，機械的刺激を慢性的に臀部に受ける．その結果，体毛が皮膚に刺入し，異物反応として肉芽腫性変化を生じ，瘻孔が形成される．臀裂上方の片側に瘻孔や肉芽腫様の結節がみられる．瘻孔，血管拡張正肉芽腫，皮膚線維腫などが鑑別となる．炎症を伴う場合，発赤・腫脹・熱感・疼痛・排膿などを認める．その場合は癤や感染性粉瘤などとの鑑別が必要となる．自験例は16歳男性で多毛と肥満があり，臀部に肉芽腫様結節があったため毛巣洞を考えた．切除標本の病理組織所見で瘻孔の形成と多数の毛髪（図2, 3）を確認することによって，診断が確定できた．

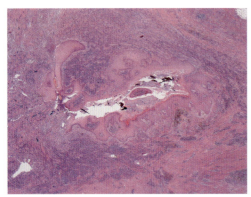

図2　病理組織像（H・E染色，×10）
瘻孔があり，その周囲に密な細胞浸潤を認めた．

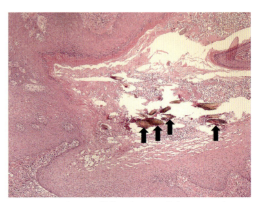

図3　病理組織像（H・E染色，×40）
瘻孔内に多数の毛髪（矢印）を認めた．

Q2 Answer　瘻孔の完全な切除，術後の脱毛や剃毛，清潔保持，肥満の解消，長時間の座位の回避などの生活指導

　毛巣洞の治療は，瘻孔を完全に切除して病変が残存しないようにすることである．切除する際には瘻孔から染色液を注入して，瘻孔の広がりを確認する．完全に切除することができていても，生活習慣を改善しなければ再発する場合がある．術後の脱毛や剃毛，清潔の保持，肥満の解消，長時間の座位の回避などの生活指導が重要である．

臨床像のみでは毛細血管拡張性肉芽腫，癤，炎症性粉瘤などと鑑別が困難なことがある．青年期の男性，肥満，多毛，長時間の座位の習慣などの背景があれば本症の可能性を考える．

瘻 孔

症例 50

39歳，男性
- 主　訴：両鎖骨部の膿瘍．
- 既往歴：AIDS発症．
- 家族歴：特記すべきことなし．
- 現病歴：肺結核で不規則治療中，肺結核と体調不良で内科へ入院．
- 皮膚所見：右側は3.7 cm大の表面紅色の膿瘍．左側は6.3 cm大の表面淡紅色の膿瘍（図1）．疼痛については不明（意識低下のため）．

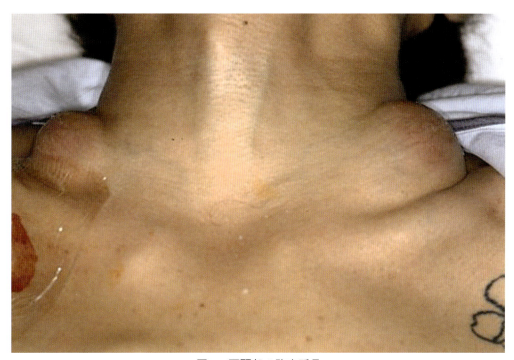

図1　両頸部の臨床所見

Question 1 最も考えられる疾患は？

Question 2 確定診断に必要な検査は？

Q1 Answer　冷膿瘍

　鎖骨部（頸部）の皮疹は以下の疾患を鑑別する．皮膚腺病，冷膿瘍，頸部リンパ節結核，接触皮膚炎，弾力線維性仮性黄色腫，白癬，光線皮膚炎，側頸嚢胞などがある．

　自験例では肺結核が判明しているので，冷膿瘍が考えられる．両側性にあるのは稀で，AIDS 発症（CD4 細胞 4/mm^3）し，重症化したためである．冷膿瘍と皮膚腺病は共に内臓結核から皮膚への直接浸潤である．膿瘍になっているものを冷膿瘍，瘻孔などができているものを皮膚腺病とする（図 2）．

　日本で毎年約 100 例の皮膚結核が登録されているが，皮膚腺病が最も多い．冷膿瘍や尋常性狼瘡などは少なくなってきている．

Q2 Answer　皮膚結核の診断のためには複数の検査を行う．

　膿であるので，穿刺して塗抹（スメア）検査（ギムザ染色，抗酸菌染色，蛍光染色），培養［一般細菌，抗酸菌（37℃，室温）］（図 3），PCR 検査（結核など）を行う．塗抹検査で抗酸菌を確認し，PCR 検査で早期に菌の同定を行う．抗酸菌培養を行うとともに皮膚病理組織検査も行う．さらに肺結核を中心とした内臓結核の検索をする．その他クォンティフェロン－3G（QFT-3G），エリスポット（ELISPOT），PPD の検査なども行う．QFT-3G と ELISPOT については，皮膚結核に対しての有用性が判明していないので，症例の集積が必要である．治療には肺結核と同様に多剤で行う．

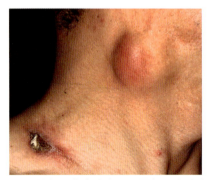

図 2　頸部の皮膚腺病と上頸部の冷膿瘍
（図 1 の症例とは異なる．横浜市大市民総合医療センター症例．皮膚科の臨床 53: 879-882, 2011. より著者の許可を得て掲載．深謝します）

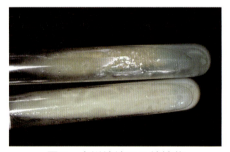

図 3　小川培地での結核菌
（培養開始約 4 週間後）

皮膚腺病/冷膿瘍は皮膚結核では一番多い病型である．頸部の皮疹をみた場合は必ず鑑別に入れ，菌の検索，病理組織検査などを行う．

妊娠

症例 51

30歳，女性
主訴：腹部の紅斑．
既往・家族歴：特記すべきことなし．
現病歴：妊娠36週より，腹部に強い掻痒を伴う紅斑が出現した．
皮膚所見：腹部に線状～波状の紅斑がみられ，融合傾向を伴う（図1）．周囲に小紅斑もみられた．

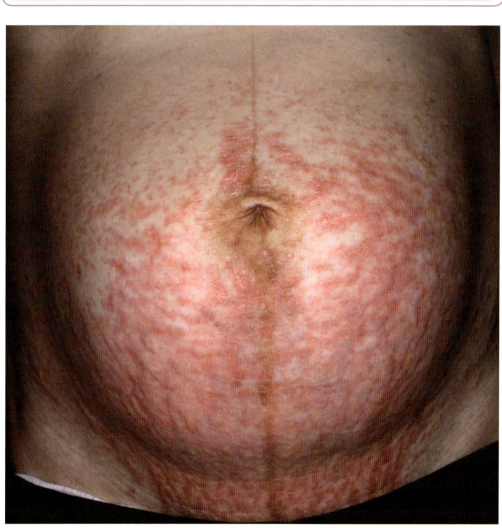

図1　腹部の臨床所見

Question 1　診断は？

Question 2　鑑別診断は？

Q1 Answer Pruritic urticarial papules and plaques of pregnancy (PUPPP)

妊娠後期（35週前後）に生じ，臍周囲の妊娠線付近からじんましん様ないし浮腫性紅斑が出現し，漸次増数，融合し，拡大していく．初妊婦が8割を占める．強い痒みを伴う．臍を避けると書いてあるものもあるが，必ずしも臍を避けるわけではない．出産した児は，男児が多い．治療は，ステロイド外用剤が主体だが難治で，特に，強い痒みを伴う場合は，ステロイド内服を要することもしばしばである．出産後徐々に軽快する．

Q2 Answer 妊娠に伴う特異疹には，ほかに妊娠性痒疹，妊娠性疱疹，疱疹状膿痂疹がある．

妊娠性痒疹は，early type（妊娠3～4か月）と late type（妊娠後期）とに分けられ，胸腹部，背部，臀部に痒疹丘疹や蕁麻疹様丘疹が多発する（図2）．後者は PUPPP と同様の概念と考えられている．妊娠性疱疹は，妊婦にできる水疱性類天疱瘡で（図3），疱疹状膿痂疹は，妊娠を契機に膿疱性乾癬が初発するものを指す．

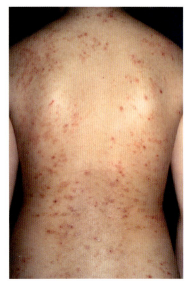

図2 背部の臨床所見
痒疹丘疹が多発している．

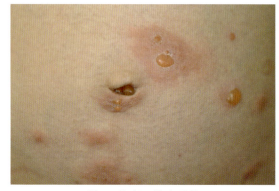

図3 腹部の臨床所見
妊娠27週の妊婦に多発する水疱と紅斑．水疱は臍部にもみられる．

皮疹の形態が，小水疱形成，多形紅斑様，紫斑を混じるなど多形であるため，polymorphic eruption of pregnancy（PEP）と呼ばれることもある．

索　引

外国語

acquired perforating dermatosis　16
arbolizing vessels　6
bamboo hair　52
black dot ringworm　86
blue-whitish veil　62
Bowen 病　100
bullous rheumatoid neutrophilic dermatitis　90
C1 エステラーゼ阻害因子　102
C1-INH　102
carcinoma erysipelatodes　50
cutaneous rheumatoid vasculitis　90
Darier sign　64
DAV-feron 療法　62
DLST　73
DNA-DNA ハイブリダイゼーション　28
double edged scale　52
eosinophilic pusutular folliculitis (EPF)　80
Flagellate erythema　44
giant condyloma acuminatum　22
HAE　102
HTLV-1 抗体　57
human papillomavirus type 1 (HPV1)　20

Hutchinson's sign　92
KOH 検査　10
Kyrle's disease　16
large blue-gray ovoid nests　6
lentigo maligna melanoma　62
LEOPARD 症候群　66
linear pigmented streak　44
Miescher 型　6
multicomponent pattern　62
Mycobacterium chelonae　28
myelodysplastic syndrome (MDS)　34
Netherton syndrome　52
O. tsutsugamushi　47
obliterated hair follicles　62
oral orid papillomatosis　22
papillomatosis cutis carcinoides　22
PAS 染色　10
PCR 検査　112
perforating dermatosis　16
perforating folliculitis　16
pitted keratolysis　88
prurigo pigmentosa　42
pruritic urticarial papules and plaques of pregnancy (PUPPP)　114

Raynaud 症状　104
reactive perforating collagenosis　16
reticular erythematous mucinosis (REM)　42
rheumatoid vasculitis　90
Rickettsia japonica　47
satellite cell necrosis　72
scleredema　104
scratch dermatitis　44
sebopsoriasis　38
SPINK5　53
Sprothrix schenckii　28
Stevens-Johnson 症候群　73
Sweet 病　34, 60
T. tonsurans　86
toxic epidermal necrolysis (TEN)　72, 74
transepidermal elimination　16
trichorrhexis invaginata　52
trichotillomania　106
T 細胞受容体の遺伝子再構成　57
verrucous carcinoma　22
Ziehl-Neelsen 染色　28

日本語

あ行

悪臭	88
悪性黒子型	62
悪性黒色腫	24, 62, 92
足白癬	88
アトピー素因	52
胃癌の皮膚転移	50
遺伝性血管性浮腫	102
遺伝性対側性色素異常症	66
インドメタシン内服	80
陰門萎縮症	100
打ち抜き様	90
衛星細胞壊死	72
壊死性筋膜炎	76, 78
壊疽性膿皮症	90
円形脱毛症	106
オルソパントモグラフィー	108

か

開口部プラズマ細胞症	98
鎧状癌	50
外歯瘻	108
疥癬	26
疥癬トンネル	26
ガス壊疽	76
下腿潰瘍	90
環状肉芽腫	28
間接免疫蛍光法（IF 法）	46
乾癬	38
感染性粉瘤	108
陥入性裂毛	52
乾酪壊死	30

き

基底細胞癌	4, 6, 7, 8
強皮症	104
曲折線状魚鱗癬	52
棘融解	32
キレル氏病	16
菌学的検査	60
菌状息肉症	58

く

グロムス細胞	94
グロムス腫瘍	18, 24, 94
クロモミコーシス	10

け

蛍光抗体直接法	32
経表皮排泄	16
頸部リンパ節結核	112
結核菌	30
血管性浮腫	102
血管内操作	70
血管肉腫	40
血漿 C1-INH 活性	102
血清 C4 濃度	102
血糖値検査	104
ゲフィチニブ	82

こ

硬化性萎縮性苔癬	100
硬化性苔癬	100
硬化性粘液水腫	104
抗凝固療法	70
抗菌外用薬	88
好酸球性膿疱性毛包炎	80
好酸性細胞質内封入体	20
口唇癌	102
光線性口唇炎	98
抗デスモグレイン 1 自己抗体	32
後天性穿孔性皮膚症	16
紅皮症	56
黒点状白癬	86
骨髄異形成症候群	34
コレステロール結晶塞栓症	70
コレステロール裂隙像	70

さ

再発性多発性軟骨炎	36
柵状肉芽腫	28
刺し口	46
痤瘡様皮疹	82
サルコイドーシス	12, 60

し

しいたけ皮膚炎	44
耳介軟骨炎	36
色素性母斑	6
色素性痒疹	42
脂肪類壊死症	68
樹枝状血管拡張	4
小児の肥満細胞症	64
上腕二頭筋	14
上腕二頭筋長頭腱断裂	14
植皮	92
脂漏性乾癬	38
脂漏性皮膚炎	38
神経学的検査	60
尋常性狼瘡	30

す

ステロイドパルス療法	36
スポロトリキン反応	10
スポロトリコーシス	28, 108
——，固定型	10

スメア検査	112

せ

成人T細胞白血病	57
成人発症 Still 病	44
セザリー症候群	58
接触皮膚炎	32
前脛骨部色素斑	68
穿孔性皮膚症	16
穿孔性毛包炎	16

そ

爪囲炎	82
爪下外骨腫	18, 24

た

ダーモスコピー	2, 8, 92
ダイエット	42
脱色素斑病変	66
多毛	110
丹毒	34, 76
丹毒様癌	50

ち

知覚低下	60
虫体	26
中毒性表皮壊死症	72
長頭腱	14

つ

ツツガムシ病	46, 48
爪乾癬	96
爪白癬	96

て

デブリードマン	76, 77
点状角質融解症	88

と

糖尿病	68, 77
糖尿病性網膜症	77
頭部白癬	86
ドゥベルジー紅色粃糠疹	84
トリコスコピー	106
トルイジンブルー染色	64
トンズランス感染症	86

な行

肉芽腫	68
二重鱗屑縁	52
日光角化症	2
日本紅斑熱	47
尿中ケトン	42
妊娠性疱疹	114
妊娠性痒疹	114
ネザートン症候群	52, 54

は

パッチテスト	73
抜毛狂	106
瘢痕浸潤	12
斑状強皮症型	7
ハンセン病	60
反応性穿孔性膠原症	16

ひ

非乾酪壊死性類上皮細胞肉芽腫結節	12
非結核性抗酸菌感染症	28
非結核性抗酸菌症	10
皮脂欠乏症	82
ヒゼンダニ	26
ヒト乳頭腫ウイルス1型	20
皮膚筋炎	44
皮膚結核	10
皮膚スメア検査	60
皮膚腺病	112
皮膚瘙痒症	82
皮膚反応	82
皮膚リンパ球腫	4
肥満	110
肥満細胞症	64
表皮下水疱	72

ふ

副腎皮質ステロイド薬	32
浮腫性硬化症	104
ブドウ球菌性熱傷様皮膚症候群	72
ブラジキニン	102
ブレオマイシン	44
分子生物学的検査法（PCR 法）	46
分子標的薬	82

へ

扁平苔癬	96, 98

ほ

蜂窩織炎	50, 76
疱疹状膿痂疹	114
ポパイ変形	14

ま

慢性円板状エリテマトーデス	98
慢性肉芽腫性血管炎	102

み

ミルメシア	20

も

毛芽腫	4
毛孔性紅色粃糠疹	84
毛細血管拡張性肉芽腫	24, 108

網状紅斑性ムチン沈着症	42	有棘細胞癌	2, 8, 22, 24, 100	リウマトイド血管炎	90
毛巣洞	110	融合性細網状乳頭腫症	42	リケッチア	46
毛巣病	110	疣状癌	22	リンパ腫	57
毛包上皮腫	4			リンフォーマ	60
モルフェア	100			類壊死	68

や行

薬剤リンパ球刺激試験	73

ら行

らい菌	60
落葉状天疱瘡	32

類上皮細胞性肉芽腫	30
冷膿瘍	112

Q&A 皮膚科診療ケースファイル―見逃しやすい症例51

2015年2月25日 第1版第1刷発行©

編　　著	川田　暁　Kawada Akira
発 行 者	市井輝和
発 行 所	株式会社金芳堂
	〒606-8425 京都市左京区鹿ヶ谷西寺ノ前町34番地
	振替　01030-1-15605
	電話　075-751-1111(代)
	http://www.kinpodo-pub.co.jp/
組　　版	株式会社データボックス
印　　刷	株式会社サンエムカラー
製　　本	有限会社清水製本所

落丁・乱丁本は直接小社へお送りください．お取替え致します．

Printed in Japan
ISBN978-4-7653-1623-1

JCOPY ＜(社)出版者著作権管理機構　委託出版物＞

本書の無断複写は著作権法上での例外を除き禁じられています．複写される場合は，その都度事前に，(社)出版者著作権管理機構（電話 03-3513-6969，FAX 03-3513-6979，e-mail: info@jcopy.or.jp）の許諾を得てください．

●本書のコピー，スキャン，デジタル化等の無断複製は著作権法上での例外を除き禁じられています．本書を代行業者等の第三者に依頼してスキャンやデジタル化することは，たとえ個人や家庭内の利用でも著作権法違反です．

皮膚科学 【改訂9版】

[著・編] 大塚藤男 ／ 原著 上野賢一

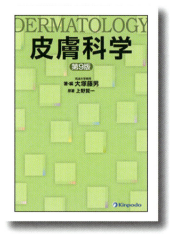

名著『MINOR TEXTBOOK 皮膚科学』の改訂版

「皮膚科専門医試験はマイナー皮膚を押さえろ！」なんて言葉もよく聞かれたが，そのマイナー皮膚が装いも新たにパワーアップ．豊富なカラー写真，本文もオールカラーで内容とわかりやすさを兼ね備えた，国試対策のみならず，皮膚科学に携わるなら一生使える決定版．皮膚科診療のバイブル！

- 皮膚科学の基本的情報とともに，現代の皮膚科学の息吹をできるだけ取り入れた．
- 執筆をシンプルにし，章立てを大幅変更．
- 写真や本文のカラー化などを図って形式・面目も一新．
- 皮膚科の専門医の方々の診療・教育・研究のバイブル．

A5判・976頁　定価（12,000円+税）
ISBN978-4-7653-1477-0

ここがツボ！患者に伝える皮膚外用剤の使い方 【改訂2版】

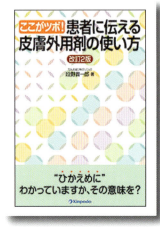

[著] 段野貴一郎

調剤薬局の薬剤師が服薬指導を行う際に，処方箋を通じて皮膚科医の意図を理解し，それを患者に分かりやすく説明するためのガイド．よくある処方箋を30例あげ，患者に正しく，分かりやすく薬剤情報の提供・服薬指導を行うためのツボを伝授．

B5判・148頁　定価（3,400円+税）
ISBN978-4-7653-1569-2

金芳堂　刊